高等院校老年服务与管理专业规划教材

老年人营养与膳食

吴育红　编著

郭红卫　主审

U0277091

ZHEJIANG UNIVERSITY PRESS
浙江大学出版社

·杭州·

《老年人营养与膳食》
编 写 人 员

编著　吴育红（杭州师范大学）

主审　郭红卫（复旦大学）

编者　（以姓氏笔画为序）

　　　　王　乙（上海中医药大学）

　　　　王慧铭（浙江中医药大学）

　　　　吴育红（杭州师范大学）

　　　　茅小燕（浙江育英职业技术学院）

《高等院校老年服务与管理专业规划教材》
编委会名单

编 委 会 主 任　尚　清

编委会副主任　苏长聪　郭　清

编　　　　委　（按姓氏拼音首字母排序）

陈小杭	陈雪萍	董红亚	方桂珍
冯国和	何文炯	胡斌春	黄元龙
李艳娟	陆长根	孟凡莉	沈小平
施军平	施长春	汪　胜	王先益
许　虹	许　瑛	张邢炜	章冬瑛
郅玉玲	周世平		

序

　　"积极应对老龄化,优先发展社会养老服务,培育壮大老龄服务事业和产业",是党中央根据我国国情而作出的战略决策。社会养老服务是一个系统工程,涉及各个方面,其中护理服务人才队伍建设是最重要的基础性环节。我省对此给予高度重视,省政府专门就此出台政策,实施"入职奖补"办法,建立护理队伍培养培训制度,启动护理知识技能进家庭、进社区活动等,力图通过几年的努力,到"十二五"末,培养一批护理专业人才,基本实现护理人员持证上岗,全面轮训在岗人员,失能老人家庭照护人员普遍接受一次护理知识技能培训,以此切实提高全省社会养老服务的质量。

　　为实现这一目标,省民政厅和杭州师范大学开展合作,设立"浙江省老年服务与管理教育培训中心",共同推进养老护理人才教育培训工作。多年来,杭州师范大学利用自己的优势,在养老服务领域做了大量工作,形成了诸多学术成果,培养、培训了一大批护理人员,开设了"老年服务与管理"成人大专学历教育。应该说有了很好的教育培训基础,为进一步推动专业教学,强化教育培训工作,积累了丰富的经验。此次,杭州师范大学组织力量,在认真总结已有经验,开展研究的基础上,广泛借鉴国外及港台经验,编写了《养老护理基础》《养老护理操作规程》《老年服务与管理概论》《养老机构管理》《老年人营养与膳食》《老年人运动与康复》《居家养老服务与管理》等系列教材。

　　相信该系列教材的出版,将为我省养老服务人才队伍培养发挥较好的作用,从而提高我省养老服务整体水平,促进养老服务行业规范、有序发展,提升老年人的生存质量。同时,也希望系列教材在教学实践中不断修正完善,为我国的养老服务事业作出贡献。

　　是为序。

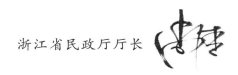

浙江省民政厅厅长

《高等院校老年服务与管理专业规划教材》
书　目

1.《养老护理基础》

2.《养老护理操作规程》

3.《老年服务与管理概论》

4.《养老机构管理》

5.《老年人营养与膳食》

6.《老年人运动与康复》

7.《居家养老服务与管理》

前　言

我国老年人口基数大而且增长快,人口老龄化是我国面临的一个严峻社会问题。饮食营养不仅关系到老年人的生活质量和幸福感,还与老年人的健康状况包括疾病的发生、发展有关。因此,老年人的营养膳食问题不仅是众多老年人日常生活中关注的焦点,也应引起社会各界包括护理界和营养学界的足够重视。

笔者在浙江省"老年服务与管理"专业大专班、"浙江省养老护理师资培训班"等授课过程中,与来自浙江省各个养老机构的管理者和骨干人员深入交流,并实地走访了很多养老机构和社区,发现基层在老年人的营养膳食服务与管理上还存在着不少问题,因此连续申请主持了浙江省民政政策理论研究规划课题"老年人营养与膳食服务及管理规范研究"(ZMZC2013103)和"浙江省养老机构老年人健康营养餐周食谱编制与评价"(ZMZC201432)。考虑到养老服务人员急需相关的书籍作为参考,而市场上由专业人员编写的这类书籍却很少,因此我们在调研和上述课题研究的基础上,根据基层实际需要,组织编写了该书。

本书分四章阐述:第一章介绍营养学基础,包括六大营养素、膳食纤维和能量。第二章介绍老年人膳食与营养,包括食物营养、食品安全以及老年人的生理特点、营养需求和合理营养。第三章介绍老年人常见疾病的营养,包括17种常见疾病和问题的营养治疗与护理。第四章介绍老年人营养膳食服务与管理。首先对我国老年人营养膳食服务的现状进行了总结梳理;然后介绍了老年人的饮食和营养评估、饮食护理(包括特殊饮食护理,如特殊膳食制作、吞咽困难导致的急危问题处理、鼻饲喂食),以及老年人健康营养餐周食谱的编制方法,并制订了供参考的一般老年人和常见6种疾病的周食谱,共7套;结合现状分析和调研结果,构建了老年人营养膳食管理体系,包括制度管理、日常管理、膳食的供应及管理、监督管理、人员管理(含各岗位的职责)、卫生管理(含膳食科室建筑布局、食品及其加工卫生管理、餐具及环境卫生管理)、风险管理等,供养老机构和社区借鉴使用;在调研基础上,还制定了"老年人营养膳食服务与管理规范(建议版)",以期为目前的养老服务体系建设提供参考;最后介绍了老年人营养教育,供基层开展营养教育时参考。

参加本书编写的均为来自国内各高校从事营养学、护理学教学与科研的教师，均有临床工作经验。本书以习近平新时代中国特色社会主义思想和党的二十大精神为指导，落实立德树人根本任务，以培养高素质应用型专业人才为宗旨，内容体现科学性和实用性，既有一定的理论水平，又有较高的实践应用价值，可供老年服务与管理专业、护理学专业老年方向的学生学习参考，也可供养老机构管理和服务人员、民政系统管理人员、营养学专业人员参考。我们期望本书的编写有助于养老工作的细致化、规范化发展，期望本书对老年人的健康促进和成功衰老有一定的长远意义。

本书得以出版，要感谢课题组成员付出的辛勤劳动！感谢杭州师范大学钱江学院护理分院陈雪萍院长、杭州师范大学医学院许虹副院长、浙江大学张爱珍教授、复旦大学郭红卫教授的关心、帮助和支持。相关的调研工作和本书的出版得到了以下课题基金的资助，一并感谢：杭州师范大学"攀登工程"二期学科建设项目"基于区域发展的老年护理学科人才培养体系建设"（PD2015006）、杭州市青年科技人才培育工程项目、杭州师范大学科研启动经费项目（PF15002010003）、杭州师范大学人文振兴项目（RWZXPT1302）。

由于编者的研究水平和编写时间有限，书中难免有错误和疏漏之处，恳请社会各界专家、学者和广大读者谅察并惠予指正。饮食营养问题关乎老年人的幸福感和身体健康，愿和更多学者共同探讨老年人的营养问题。

吴育红

目 录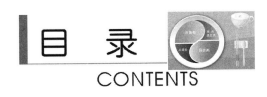
CONTENTS

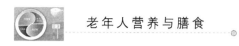

第一章　营养学基础

第一节　能　量

一、概　述

人体每日必须从食物中获得足够的能量以满足机体的需要。能量需要量是指能长期保持良好的健康状况，维持良好的体型、机体构成，以及理想活动水平的个体达到能量平衡时所需要的膳食能量摄入量。如果能量摄入长期超过能量需要量，过剩的碳水化合物将以糖原的形式储存在肝脏和肌肉中，或转化为脂肪，并与过剩的脂肪一起以甘油三酯的形式储存于脂肪组织中。如果能量摄入少于能量需要量，机体将动员储存的肝糖原、肌糖原或脂肪来供应能量。因此，除了消瘦、超重或肥胖者，一般人群的能量摄入与能量需要量长期来看应尽可能保持相对平衡。

(一)能量的单位

能量的国际单位制单位为焦耳(Joule,J)，但营养学上和日常生活中更习惯使用卡(calorie,cal)和千卡(kilocalorie,kcal)。两者之间的转换关系为：$1kJ = 0.239kcal$，$1kcal = 4.184kJ$。

(二)能量的合理分配

人体所需要的能量主要来源于碳水化合物、脂肪和蛋白质三大营养素，它们在体内氧化产生能量以供机体使用，故又称"产能营养素"。食物中的营养素在体内不能够全部被消化吸收，一般混合膳食中碳水化合物的吸收率为 98%、脂肪为 95%、蛋白质为 92%。被吸收的碳水化合物和脂肪在体内可以完全氧化成二氧化碳和水，1g 碳水化合物和 1g 脂肪在体内氧化可分别产生能量 4kcal 和 9kcal；蛋白质在体内不能被完全氧化，其氧化产物除了二氧化碳和水外，还有一些含氮化合物，如尿素、肌酐、尿酸等，1g 蛋白质在体内氧化可产生能量 4kcal。另外，乙醇也能提供较高的能量，1g 乙醇可产生能量 7kcal。

碳水化合物是任何动物首先动用的能源物质，只有当碳水化合物代谢发生困难时，才由脂肪和蛋白质供应能量。如果碳水化合物和脂肪供应都不充足，蛋白质的分解就会增加。因此，应该摄取充足的碳水化合物和脂肪，特别是碳水化合物，使体内蛋白质不被作为主要能量来源，从而发挥其他更重要的作用。三大产能营养素在代谢过程中可以相互转化，但有一定条件，而且它们相互转化的程度也有差异，比如碳水化合物供应充足的话，能大量转化为脂肪，但脂肪不能大量转化为糖类。

二、能量消耗

不同人群的能量消耗特点不同。一般成人（包括老年人）能量消耗主要用于维持基础代谢、体力活动和食物特殊动力作用三方面；患者还需能量用于创伤愈合、身体康复。老年人基础代谢下降，体力活动减少，消耗能量也相应减少。

(一)基础代谢

1. 概念　基础代谢是指维持人体最基本生命活动所必需的能量消耗，即人体在安静和恒温条件下（18～25℃），禁食 12h 后，静卧、放松而又清醒时的能量消耗。此时人体无任何体力活动和紧张的思维活动，全身肌肉松弛，能量仅用于维持细胞功能、体温、心跳、呼吸及其他器官的基本生命活动。基础代谢约占人体总能量消耗的 60%～70%。基础代谢率是指人体处于基础代谢状态下，每小时每平方米体表面积（或每千克体重）的能量消耗。

2. 影响因素　个体间的基础代谢差异较大。影响人体基础代谢的因素包括：①体表面积与体型。体表面积越大，向外散发热能越快，基础代谢也越高，如瘦高者基础代谢高于矮胖者。②年龄。婴幼儿和青少年基础代谢较高，成年后随年龄增长，基础代谢缓慢降低，老年人的基础代谢一般较低。③性别。同年龄、同体表面积的女性，基础代谢比男性低 5%～10%。④内分泌因素。甲状腺激素、肾上腺素和去甲肾上腺素等分泌异常，会影响基础代谢，比如，甲状腺功能亢进时基础代谢上升，甲状腺功能低下时基础代谢则降低。⑤气温。环境温度在 18～25℃时，人体的基础代谢水平最低。温度过高或过低都会增高基础代谢。⑥情绪和精神状态。精神紧张、应激、多梦、间断睡眠等都可使基础代谢升高。⑦其他。禁食或少食时，基础代谢会降低。

（二）体力活动

体力活动是影响人体能量消耗的主要因素,约占人体总能量消耗的 15%～30%。体力活动消耗的能量受活动强度、持续时间、工作熟练程度等的影响,一般来说,活动强度越大、活动时间越长、工作越不熟练,消耗能量越多。体重越重、肌肉越发达者,活动时消耗的能量也越多。

中国营养学会将中国居民劳动强度分为轻、中、重活动水平,详见表 1-1。

表 1-1　中国居民活动水平分级

活动水平	工作时间分配	工作举例
轻	75%时间坐或立 25%时间站着活动	办公室工作、修理电器钟表、售货、酒店服务、讲课、做实验
中	25%时间坐或立 75%时间特殊职业活动	学生日常活动、驾驶、电工、车床操作、精工切割等
重	40%时间坐或立 60%时间特殊职业活动	非机械化劳动、舞蹈、装卸、体育运动、采矿等

（三）食物特殊动力作用

食物特殊动力作用也称为食物热效应,是指人体在食物的摄取、消化、吸收、代谢转化等过程中需要消耗的热能。食物的消化和吸收、食物成分、进食快慢等都会影响食物特殊动力作用。食物的产能营养素中蛋白质的食物特殊动力作用最强,为本身产生能量的 30%～40%,脂肪为 4%～5%,碳水化合物为 5%～6%。一般成人摄入的混合膳食,由于食物特殊动力作用而额外增加的能量消耗每日约为 145kcal,相当于基础代谢的 10%。另外,进食量越大、进食越频繁、进食越快,能量消耗也越多。

三、来源与参考摄入量

（一）食物来源

人体所需的能量主要来源于食物中的碳水化合物、脂肪和蛋白质三大产能营养素。动物性食物中脂肪和蛋白质较多,植物性食物中油料作物脂肪含量丰富,谷类食物以碳水化合物为主,大豆类食物蛋白质和脂肪含量都较高。部分食物的能量含量见表 1-2。

表 1－2　每 100g 食物中的能量含量

食物	能量含量		食物	能量含量	
	kJ	kcal		kJ	kcal
菜籽油	3761	899	青鱼	494	118
猪肉（肥）	3376	807	鲤鱼	456	109
猪肉（肥瘦）	1653	395	河虾	364	87
粳米（标二）	1454	347	马铃薯	323	77
绿豆	1376	329	苹果	227	54
羊肉（肥瘦）	849	203	胡萝卜	191	46
猪肉（瘦）	598	143	茄子	97	23
鸡蛋	577	138	南瓜	97	23
牛肉（肥瘦）	523	125	大白菜	76	18

(二)参考摄入量

中国营养学会建议我国居民在合理膳食原则下,膳食中三大产能营养素的供能比例宜为:碳水化合物供能占总能量的 50%～65%,脂肪供能占总能量的 20%～30%,蛋白质供能占总能量的 10%～15%。不同性别、年龄和体力活动强度的人群,能量需要量是不同的。中国老年人能量需要量见表 1－3。

表 1－3　中国老年人能量需要量

年龄（岁）	体重 (kg)	体力活动	能量需要量（MJ）		能量需要量（kcal）	
			男	女	男	女
65～79	63（男）/55.5（女）	轻	8.58	7.11	2050	1700
		中	9.83	8.16	2350	1950
80～	60（男）/51（女）	轻	7.95	6.28	1900	1500
		中	9.20	7.32	2200	1750

知识链接 1

膳食营养素参考摄入量

膳食营养素参考摄入量是一组膳食营养素每日平均摄入量的参考值,包括以下四个营养学指标:

1.估计平均需要量:根据某些指标判断可以满足某一特定性别、年龄及生理状况群体中 50％个体需要量的摄入水平。这一摄入水平不能满足群体中另外 50％个体对该营养素的需要。

2.推荐摄入量:是指可以满足某一特定性别、年龄及生理状况的群体中绝大多数(97％～98％)个体需要量的摄入水平。长期摄入推荐摄入量水平的营养素,可维持组织中有适量的营养素储备以保证机体健康。值得注意的是,个体营养素摄入量低于推荐摄入量并不一定表明该个体未达到适宜营养状态,但如果某个体平均摄入量达到或超过了推荐摄入量,可认为该个体没有摄入不足的危险。

3.适宜摄入量:是基于对健康人群的观察、实验研究而得出的具有预防某种慢性病作用的摄入水平。它的数值一般大于估计平均需要量,也可能大于推荐摄入量。在缺乏肯定的资料作为估计平均需要量和推荐摄入量的基础时,适宜摄入量可作为营养素供给量目标。

4.可耐受最高摄入量:是指对一般人群中所有个体的健康都无任何副作用和危险的每日最高营养素摄入量。

第二节　碳水化合物

一、概　述

碳水化合物又称糖类,由碳、氢、氧三种元素组成。碳水化合物广泛存在于自然界中,是人类最廉价的能量来源,也是人类生存所需最重要的食物,营养学上将其分为四类:单糖、双糖、寡糖和多糖。

(一)单糖

单糖是不能再被水解的、最简单的糖类分子,是其他糖类的基本组成单位。食物中的单糖主要为葡萄糖、果糖和半乳糖。

1.葡萄糖　葡萄糖有 D 型和 L 型两种类型,只有 D 型葡萄糖才能被人体代谢,因具有右旋性,故又称右旋糖。葡萄糖是构成其他糖类(如蔗糖、麦芽糖、乳糖、淀粉、糖原等)的基本单位,也是体内以游离形式存在的单糖。

2.果糖　果糖也是易于吸收的单糖,吸收比葡萄糖慢,但利用比葡萄糖快。果糖被人体吸收后,一部分转变成葡萄糖被人体利用,一部分转变为糖原、乳酸和脂肪。果糖主要存在于蜂蜜和水果中,在糖类中甜度最高。

3.半乳糖　半乳糖主要以结合的形式存在于乳糖、棉子糖中。人体内的半乳糖是食物中乳糖的水解产物。在酶的催化下半乳糖能转变为葡萄糖。

(二)双糖

双糖是由两个单糖分子经缩合反应除去一个水分子而形成的糖。常见的双糖有蔗糖、乳糖、麦芽糖等。

1.蔗糖　蔗糖由葡萄糖和果糖组成。根据蔗糖的纯度不同又分为冰糖、白砂糖、绵白糖和红糖(也称赤砂糖或黑糖)。

2.乳糖　乳糖由葡萄糖和半乳糖组成,其甜度约是蔗糖的 1/5,主要存在于奶及奶制品中。

3.麦芽糖　麦芽糖由两个葡萄糖组成,是淀粉水解的产物,常用于食品加工。

(三)寡糖

寡糖又称为低聚糖,是由 3~9 个单糖分子经糖苷键聚合而成的一类小分子化合物,包括棉子糖、水苏糖、低聚果糖、大豆低聚糖等。低聚糖很难被人体消化吸收,但可被肠道有益细菌如双歧杆菌利用;它所提供的能量很少,可在低能量食品中发挥作用。

1.棉子糖和水苏糖　棉子糖也被称为蜜三糖,是由半乳糖、果糖和葡萄糖结合而成的三糖。水苏糖是由棉子糖再加一个半乳糖而合成的四糖。这两种糖在大部分的植物中都存在。它们能顺利地通过胃和肠道而不被吸收,但在大肠中可被细菌分解,产生气体,容易造成胀气。

2.大豆低聚糖　大豆低聚糖是存在于大豆中的低分子可溶性糖,主要成分是水苏糖、棉子糖和蔗糖。大豆低聚糖的甜度通常是蔗糖的 70%~75%,但能量仅为蔗糖的

50%。大豆低聚糖可促进双歧杆菌的生长繁殖,从而改善肠道内菌群结构,进而影响肠道功能。因此,大豆低聚糖作为一种食物配料被广泛应用于奶制品(如乳酸菌饮料、双歧杆菌酸奶)、谷物食品和保健食品中,老年人食品中也较为常见。

3.低聚果糖　低聚果糖又称蔗果低聚糖,由一个葡萄糖和多个果糖组成,主要存在于洋葱、芦笋、大蒜、香蕉等蔬菜水果中。低聚果糖不易被人体吸收,被认为是水溶性食物纤维,热量值又很低,所以常在减肥食品、低卡路里食品中使用。

(四)多糖

多糖是由10个以上单糖组成的一类大分子碳水化合物,一般不溶于水,无甜味。营养学上重要的多糖有淀粉、糊精、糖原、膳食纤维。

1.淀粉　淀粉以颗粒的形式储存在谷类、植物种子及根茎类食物中,是人类碳水化合物的主要来源。按葡萄糖的聚合方式不同,淀粉分为直链淀粉和支链淀粉两类。

支链淀粉是葡萄糖经糖苷键连接而成的枝杈状化合物,直链由 α-1,4-糖苷键连接,支链由 α-1,6-糖苷键连接。食物中的淀粉大多为支链淀粉,约占65%～81%。支链淀粉不溶于冷水,遇热水则膨胀而成糊状,易被消化,遇碘呈紫或红紫色。

直链淀粉是葡萄糖经 α-1,4-糖苷键连接而成的链状化合物。天然食物中直链淀粉含量较少,约占淀粉的19%～35%。直链淀粉能溶于热水而不成糊状,不易被消化,遇碘显蓝色。

抗性淀粉是指在健康人小肠中不被吸收的淀粉及其降解产物。这类淀粉较难降解,但在结肠内可被生理性细菌发酵,产生短链脂肪酸和气体,调节肠道内有益菌群,降低粪便 pH 值。其性质类似可溶性纤维。在天然食物中,比如煮熟的冷马铃薯、青香蕉、全谷粒等都含有抗性淀粉。

2.糊精　糊精是淀粉水解的中间产物,含葡萄糖分子数量相对较少。糊精在小肠吸收,能促进嗜酸杆菌的生长,减少肠道中细菌的腐败作用。

3.糖原　糖原又称动物淀粉,是由 3000～60000 个葡萄糖分子结合而成的支链多糖。在哺乳动物体内,储存于骨骼肌中的肌糖原可提供运动所需的能量,储存于肝脏中的肝糖原可以维持正常的血糖水平。

4.膳食纤维　膳食纤维是指植物性食物中不能被人体消化吸收的多糖,包括纤维素、半纤维素、木质素、果胶、树胶等。纤维结构中的葡萄糖分子以 β-1,4-糖苷键相连,遇碘不起反应。膳食纤维详见本章第八节。

二、营养学意义

(一)生理作用

1.储存和提供能量　碳水化合物是人类获取能量最主要、最经济的来源。1g碳水化合物可提供约4kcal能量。我国传统膳食中有60%以上的能量来源于碳水化合物。体内的肌糖原可提供肌肉自身的能量消耗;肝糖原则在机体需要时分解为葡萄糖进入血液循环,为神经系统、脑组织等提供能量,以维持正常生命活动。

2.构成细胞和组织成分　碳水化合物是构成机体组织细胞的重要物质,分布在细胞膜、细胞质和细胞核中,如神经组织的糖脂、细胞膜表面的糖蛋白、结缔组织的黏蛋白、细胞的DNA、RNA等都含有糖(碳水化合物)。

3.解毒保肝作用　碳水化合物经糖醛酸途径生成葡萄糖醛酸,葡萄糖醛酸可与外来化合物、细菌毒素等结合,促使其排出体外,从而起到解毒作用。

4.节约蛋白质作用　碳水化合物摄入不足时,机体动用体内的蛋白质通过糖异生作用产生葡萄糖,或者利用食物中的蛋白质来供能。充足的碳水化合物可以减少蛋白质作为能量的消耗,碳水化合物的这种作用称为节约蛋白质作用或节氮作用。

5.抗生酮作用　脂肪的代谢产物乙酰基需同碳水化合物的代谢产物草酰乙酸结合,进入三羧酸循环才能被彻底氧化。当碳水化合物摄取不足时,草酰乙酸产生不足,脂肪酸不能被彻底氧化而产生酮体。充足的碳水化合物可以防止机体产生过量的酮体,碳水化合物的这种作用称为抗生酮作用。

6.提供膳食纤维　在天然食物中,豆类、谷类和新鲜的蔬菜水果等食物,含有丰富的膳食纤维,虽然不能被人体消化和吸收,但是在营养学上有重要的意义。

7.改善食物的感官品质　利用碳水化合物的各种性质可加工出色、香、味、形各异的食品,比如碳水化合物和氨基酸化合物发生美拉德反应,可以使食品具有特殊的色泽和香味。

(二)血糖指数

1.概念　血糖指数(glycemic index,GI)是含50g碳水化合物的食物血糖应答曲线下面积与同一个体摄入含50g碳水化合物的标准食物(葡萄糖或白面包)血糖应答曲线下面积之比,是衡量某种食物或膳食组成对血糖浓度影响的程度。通常把葡萄糖的GI定义为100。一般来说,高GI食物(GI≥70)如馒头、米饭等进入胃肠后消化快,吸收完全;低GI食物(GI≤55)如奶类、豆类、蔬菜等在胃肠内停留时间长,吸收缓慢;玉米粉、大麦粉等属于中GI食物(GI为56~69)。部分食物的GI见表1-4。

表 1－4　部分食物的血糖指数

食物	血糖指数	食物	血糖指数	食物	血糖指数
麦芽糖	105.0	玉米面	68.0	柑	43.0
葡萄糖	100.0	土豆(煮)	66.4	可乐	40.3
馒头	88.1	大麦粉	66.0	扁豆	38.0
白面包	87.9	菠萝	66.0	梨	36.0
绵白糖	83.8	蔗糖	65.0	苹果	36.0
大米饭	83.2	荞麦面条	59.3	苕粉	34.5
面条(小麦粉)	81.6	红薯(生)	54.0	藕粉	32.6
烙饼	79.6	荞麦	54.0	鲜桃	28.0
玉米片	78.5	香蕉	52.0	牛奶	27.6
红薯(煮)	76.7	猕猴桃	52.0	绿豆	27.2
南瓜	75.0	山药	51.0	四季豆	27.0
油条	74.9	酸奶(加糖)	48.0	柚子	25.0
西瓜	72.0	乳糖	46.0	果糖	23.0
胡萝卜	71.0	闲趣饼干	47.1	大豆(煮)	18.0
小米(煮)	71.0	葡萄	43.0	花生	14.0

2.应用　GI概念有助于指导不同人群合理膳食,能有效控制体重、血糖、血脂、血压,改善胃肠功能。比如,糖尿病和肥胖症患者应适当多选择低GI食物,而运动员在运动量大的训练和比赛中,应选择高GI食物。另外,高GI食物易于消化吸收,适合消化功能差的人群;而低GI食物含淀粉较多,有利于肠道有益菌群的生长繁殖,可改善肠道功能。

三、来源与参考摄入量

(一)食物来源

富含碳水化合物的食物主要有谷类、薯类、豆类等。一般来说,谷类含碳水化合物60%～80%,薯类含碳水化合物15%～29%,豆类含碳水化合物40%～60%。单糖和双糖的主要食物来源为果糖、白糖、甜食、糕点、水果、含糖饮料等。部分食物的碳水化合物含量见表1－5。

表 1-5　部分食物的碳水化合物含量(g/100g)

食物	碳水化合物含量	食物	碳水化合物含量
白砂糖	99.9	柿子	18.5
冰糖	99.3	马铃薯	17.2
红糖	96.6	苹果($\bar{x}$)	13.5
麻香糕	88.7	葡萄($\bar{x}$)	10.3
粉条	84.2	西瓜($\bar{x}$)	5.8
稻米($\bar{x}$)	77.9	红萝卜	4.6
挂面(标粉)	76.0	豆腐($\bar{x}$)	4.2
黑木耳(干)	65.6	芹菜	3.9
绿豆	62.0	鲫鱼	3.8
黄豆	34.2	大白菜($\bar{x}$)	3.2
红薯(红心)	24.7	鸡蛋($\bar{x}$)	2.8
玉米(鲜)	22.8	猪肉(瘦)	1.5
香蕉	22.0	鸡肉($\bar{x}$)	1.3

注:$\bar{x}$代表不同产地的该类食物的平均值。下同。

(二)参考摄入量

联合国粮食及农业组织(Food and Agriculture Organization of the United Nations,FAO)/世界卫生组织(World Health Organization,WHO)建议,成人膳食中碳水化合物供能以占总能量的 50%～75% 为宜,并应是来自不同种类食物的不同形式的碳水化合物。中国营养学会推荐我国老年人摄入的碳水化合物供能以占总能量的 50%～65% 为宜,与 FAO/WHO 的推荐值相近。2002 年,我国居民营养与健康状况调查结果表明,谷类食物供能占摄入总能量的比重在下降,该膳食构成趋势应注意扭转。

另外,WHO 强烈建议终生限制游离糖(在食品的生产和烹调过程中额外添加的糖,以及蜂蜜、果汁和糖浆中含有的糖,不包括新鲜水果、蔬菜和奶类中含有的糖)的摄入量,每日游离糖供能不应超过总能量的 10%,最好能进一步控制在 5% 以下,《中国居民膳食指南(2022)》也建议要控制添加糖(在食品生产和制备过程中被添加到食品中的糖及糖浆)的摄入量,每日摄入不应超过 50g,最好控制在 25g 以下,所以白糖、红糖、冰糖、巧克力、蜂蜜、糖浆、果汁、含糖饮料等均应限制。

知识链接 2

食物加工和血糖指数

食物加工精度、烹调方法、不同食物混合都会对食物的 GI 产生影响。食物加工越精细 GI 越高，比如精白米饭 GI 为 83，加工程度较低的糙米为 54，玉米糁粥为 52，全燕麦麸为 55。蒸煮较烂的米饭，餐后升血糖的能力明显高于干米饭，粥的 GI 更高，因此，糖尿病患者不适合喝粥。研究还发现，以碳水化合物为基础，分别加入富含蛋白质、脂肪、膳食纤维的食物做成 9 种混合饭菜，加入蛋白质或膳食纤维类的混合食物，GI 降低，加入脂肪类的混合食物，GI 降低不明显。

第三节　蛋白质

一、概　述

蛋白质（protein）一词最初源自古希腊语 proteios，意为第一要质，表明蛋白质是生命活动中第一重要的物质。蛋白质是构成机体细胞和组织的基本物质，是一切生命存在的物质基础。一切生命的产生、存在和消亡都与蛋白质密切相关，没有蛋白质就没有生命。一个 65kg 的健康成年男性体内蛋白质含量约为 17％，相当于 11kg。人体内的蛋白质不断处于分解、合成的动态平衡过程中，以进行组织的更新和修复。

（一）氨基酸

氨基酸是蛋白质的基本构成单位。氨基酸按一定的排列顺序由肽键连接构成蛋白质。不同的氨基酸组成，不同的氨基酸排列顺序，不同长短的肽链，不同的空间结构，构成了功能各异的蛋白质。自然界中的氨基酸有 300 多种，而组成人体蛋白质的氨基酸只有 20 种（不包括胱氨酸）。构成人体蛋白质的 20 种氨基酸见表 1-6。

表 1 - 6　构成人体蛋白质的氨基酸

必需氨基酸	非必需氨基酸	半必需氨基酸
缬氨酸	天门冬氨酸	半胱氨酸
苏氨酸	天门冬酰胺	酪氨酸
色氨酸	谷氨酸	
亮氨酸	谷氨酰胺	
异亮氨酸	甘氨酸	
赖氨酸	脯氨酸	
组氨酸	丝氨酸	
苯丙氨酸	精氨酸	
蛋氨酸	丙氨酸	

1. 必需氨基酸　必需氨基酸是指人体内不能合成或合成速度远不能满足机体需要,必须从食物中获取的氨基酸,包括缬氨酸、苏氨酸、色氨酸、亮氨酸、异亮氨酸、赖氨酸、组氨酸、苯丙氨酸和蛋氨酸。

2. 半必需氨基酸　与上述必需氨基酸不同,半胱氨酸和酪氨酸在体内可分别由蛋氨酸和苯丙氨酸转变而成,不一定要从膳食中直接获取。如果膳食中半胱氨酸和酪氨酸含量丰富,能减少人体对蛋氨酸和苯丙氨酸这两种必需氨基酸的需要量。半胱氨酸和酪氨酸这类可以减少人体对某些必需氨基酸的需要量的氨基酸被称为半必需氨基酸或条件必需氨基酸。

3. 非必需氨基酸　人体可以自身合成,不一定需要从食物中获取的氨基酸。

(二)蛋白质的组成和分类

1. 蛋白质的组成　蛋白质是化学结构很复杂的一大类物质,主要组成元素为碳、氢、氧、氮和硫,有些蛋白质还含有磷、铁、碘、锰、锌等其他元素。由于体内组织的主要含氮物是蛋白质,因此可以将生物组织的含氮量近似地看作蛋白质的含氮量。各种蛋白质的含氮量接近于16%,即1g氮相当于6.25g蛋白质。因此,只要测定生物样品中的氮含量,就可以按下面公式计算出样品中蛋白质的大致含量:

$$样品中蛋白质的含量(g)=每克样品中含氮量(g)×6.25$$

2. 蛋白质的分类　食物蛋白质是由氨基酸组成的,蛋白质质量的优劣与蛋白质所含氨基酸的种类、数量及其比例密切相关。从营养学的角度来看,蛋白质分为以下三类:

（1）完全蛋白质：又称为优质蛋白质，所含必需氨基酸种类齐全、数量充足、比例恰当，不但能够维持成人的健康，而且能够促进儿童的生长发育。完全蛋白质容易被人体吸收和利用，对延缓老年人衰老有一定作用。奶类、蛋类、肉类、鱼类等动物性蛋白和大豆蛋白都属于完全蛋白质。

（2）半完全蛋白质：所含必需氨基酸种类尚齐全、含量多少不均、比例不太合适，若在膳食中作为唯一的蛋白质来源时，可以维持生命，但促进生长发育的功能较差。大多数植物蛋白都是半完全蛋白质，比如小麦和大麦中的麦胶蛋白。

（3）不完全蛋白质：所含必需氨基酸种类不齐全、数量不充足、比例不恰当，质量较差，若在膳食中作为唯一的蛋白质来源时，既不能维持生命，也不能促进生长发育。比如，玉米中的玉米胶蛋白，动物结缔组织和肉皮中的胶原蛋白等。

（三）氮平衡

氮平衡反映了机体蛋白质摄入量和排出量的关系，也是体内蛋白质营养、代谢的反映。氮平衡表达公式为：

$$B = I - (U + F + S)$$

式中：B 为氮平衡；I 为摄入氮；U 为尿氮；F 为粪氮；S 为从皮肤损失的氮。

在特定时间内，机体摄入氮和排出氮相等，即 $B = 0$，表示零氮平衡；摄入氮大于排出氮，即 $B > 0$，为正氮平衡；摄入氮小于排出氮，即 $B < 0$，为负氮平衡。一般情况下，老年人体内蛋白质代谢处于动态的零氮平衡或轻度负氮平衡中，但由于各种原因导致的进食量减少、长期素食，再加上机体对蛋白质的利用率下降，很容易导致负氮平衡。长期饥饿、创伤、结核病、癌症、感染、发烧等更会加重负氮平衡状态。蛋白质对于维持老年人机体正常代谢、增强免疫力、延缓衰老、促进疾病康复均具有重要作用，因而对于负氮平衡应及时予以纠正。

二、营养学意义

（一）蛋白质的功能

1. **人体组织的构成成分**　蛋白质是构成机体的重要成分。人体的肌肉、内脏等均含有蛋白质。另外，老年人衰老组织的更新、损伤组织的愈合都离不开蛋白质。总之，蛋白质是人体不可缺少的重要构成物质。

2. **构成体内重要的生理活性物质**　蛋白质构成了机体几乎所有的活性物质，如酶、激素、抗体及免疫物质等。酶能催化人体内各种代谢反应，激素能调节人体生理功能并维持内环境稳定，抗体和免疫物质可以发挥机体的免疫调节作用。

3.肽类的特殊生理功能　近年来,研究发现由许多蛋白质降解而来的肽也具有特殊的生理作用,如酪蛋白磷酸肽可以促进钙、铁的吸收,降压肽可以降血压,谷胱甘肽能够清除体内的自由基。

4.供给能量　1g蛋白质可释放4kcal热能,但值得注意的是,蛋白质不是作为提供热能的主要来源,只有当碳水化合物和脂肪供能不足时,蛋白质才发挥供能作用。食物蛋白质的主要功能是提供必需氨基酸,并为机体蛋白质的合成提供原料。

5.其他　蛋白质具有调节渗透压(图1-1)、维持机体酸碱平衡和运输营养物质的功能。

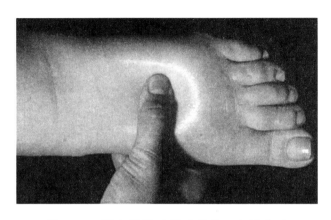

图1-1　蛋白质缺乏导致营养不良性水肿

(二)蛋白质的营养价值评价

1.蛋白质含量　蛋白质含量是食物蛋白质营养价值评价的一个重要方面,虽然蛋白质含量的多少不等同于营养价值的高低,但在评定一种食物的营养价值时,应以蛋白质含量为基础。不同食物蛋白质含量不同,一般来说,动物性食物蛋白质含量高于植物性食物,谷类食物蛋白质含量高于蔬菜、水果。

2.必需氨基酸的含量和比值　食物蛋白质中含有的必需氨基酸种类越齐全,比例越接近人体蛋白质,食物蛋白质的营养价值就越高。蛋白质中各种必需氨基酸的构成比值称为氨基酸模式。食物蛋白质的氨基酸模式越接近人体蛋白质的氨基酸模式,这种蛋白质就越容易被人体吸收利用,称为优质蛋白质。例如,蛋、奶、肉、鱼等动物蛋白质以及大豆蛋白质都属于优质蛋白质。如果食物蛋白质中某种或某几种必需氨基酸含量相对较低,会使其他氨基酸在体内不能被充分利用,食物蛋白质营养价值也就降低,这些含量相对较低的氨基酸称为限制氨基酸,其中含量最低的称为第一限制氨基酸,以此类推。

通过将多种食物蛋白质混合食用,使其中所含的必需氨基酸种类和数量相互取长补短,相互补充,从而提高蛋白质的营养价值,这种作用称为蛋白质的互补作用。比如,谷类食物中色氨酸含量较高,第一限制氨基酸常为赖氨酸,若能补充赖氨酸,就可以提高谷类的营养价值。大豆中赖氨酸较多,色氨酸较少,如将谷类和大豆混合食用,可以使蛋白质的利用率提高10%～32%。动植物蛋白质之间的互补作用更为明显,不但可以大大提高蛋白质的利用率,还可避免因只吃动物蛋白质带来的脂肪、胆固醇摄入过多等问题。部分食物混合前后的蛋白质生物价见表1-7。

为了充分发挥食物中蛋白质的互补作用,在配置食物时,应尽可能遵循以下三个原则:①搭配食物的生物学种属越远越好,比如动物性食物和植物性食物之间的混合比单纯植物性食物或动物性食物之间的混合要好;②搭配食物的种类越多越好,因为食物搭配的品种越多,氨基酸种类越齐全,营养价值就越高;③进食不同种类食物的时间越近越好,因为构成组织蛋白质的多种氨基酸,必须同时存在才能发挥作用。

表1-7 部分食物混合前后的蛋白质生物价

食物名称	单一食物生物价	混合食物中各食物比例(%)		
小麦	67	37	—	31
大米	57	32	40	46
大豆	64	16	20	8
豌豆	48	15	—	—
玉米	60	—	40	—
牛肉干	76	—	—	15
混合食物蛋白质生物价	—	74	73	89

3.蛋白质的消化率和利用率　蛋白质的消化率是指蛋白质被消化酶分解的程度和消化后的氨基酸与肽被吸收的程度。不同食物的蛋白质由于存在形式不同、结构各异或受不利于蛋白质吸收的因素的影响,其消化率不同,比如,植物性食物蛋白质由于被膳食纤维包被,其消化率要比动物性食物蛋白质低。相同的食物由于不同的烹饪加工方式,蛋白质消化率也会有差异,比如,大豆蛋白消化率约为60%,加工成豆腐后,可提高到90%以上。蛋白质的消化率越高,被机体吸收后的利用率就越高,营养价值也越高。

蛋白质的利用率是指食物蛋白质被消化吸收后在体内被利用的程度。生物价和蛋白质功效的比值是衡量食物蛋白质利用率最常用的指标。生物价的值越高,说明蛋白质被机体的利用程度越高,最大值为100。蛋白质功效比值则是从体重增加(g)和摄入蛋白质的量(g)的比值来反映食物蛋白质的营养价值和利用率。部分食物蛋白质的生物价和蛋白质功效比值见表1-8。

表 1-8　部分食物蛋白质的生物价和蛋白质功效比值

食物	生物价	蛋白质功效比值
全鸡蛋	94	3.92
全牛奶	87	3.09
鱼	83	4.55
牛肉	74	2.30
大豆	73	2.32
土豆	67	—
大米	63	2.16
精制面粉	52	0.60

三、来源与参考摄入量

(一)食物来源

　　蛋白质广泛存在于动植物性食物中。动物性食物蛋白质含量较高,比如肉类含蛋白质约为 10%~22%,蛋类含蛋白质约为 11%~14%,而且动物性蛋白质质量好、利用率高,因此是优质蛋白质(完全蛋白质)的重要来源。植物性食物中,谷类粮食含蛋白质约为 7%~10%,含量不算高,但是我国居民以谷物粮食为主食,所以谷类仍然是膳食蛋白质的主要来源。大豆类含蛋白质 35% 左右,不仅含量丰富,而且在人体内的利用率也很高,是优质蛋白质的重要来源。奶类含蛋白质 3% 左右,含量不是很高,但特别容易被人体消化和吸收,所以也是蛋白质很好的来源。

　　为了保证膳食的质量,膳食中应有一定数量的优质蛋白质。由于老年人蛋白质合成减少,利用率降低,在其膳食中优质蛋白质占膳食蛋白质总量的比重应提高到 50% 左右。平时还应注意荤素搭配,补充蛋类、奶类、大豆及其制品。部分食物的蛋白质含量见表 1-9。

表 1-9　部分食物的蛋白质含量(g/100g)

食物	蛋白质	食物	蛋白质
虾米(海米)	43.7	鲈鱼	18.6
黄豆	35.0	黄鳝	18.0

食物	蛋白质	食物	蛋白质
牛蹄筋	34.1	河蟹	17.5
虾皮	30.7	河虾	16.4
葵花子(炒)	22.6	豆腐干(元)	16.2
花生(炒)	21.7	鸭(元)	15.5
豌豆	20.3	猪肉(肥瘦)	13.2
全脂牛奶粉	20.1	鸡蛋(白皮)	12.7
牛肉(肥瘦)	19.9	小麦粉(标准粉)	11.2
鸡(元)	19.3	稻米	7.4

(二)参考摄入量

我国 18 岁以上成人蛋白质的推荐摄入量为 $1g/(kg \cdot d)$,根据成年男性和女性的体重代表值推算,即男性 65g/d,女性 55g/d。老年人的蛋白质需要量存在较大争议,有学者认为应与中年人相同,也有学者认为应大于中年人。《中国居民膳食营养素参考摄入量》(2013 版)中,老年人的蛋白质推荐摄入量与其他年龄段成人相同,但建议优质蛋白质应占总蛋白质摄入量的 50%,并且在疾病状态下应个体化对待。

第四节　脂　类

一、概　述

脂类是一大类具有重要生物学作用的有机化合物,其共同的特点是具有脂溶性,可溶于有机溶剂,但不能溶于水。人体脂类总量约占体重的 10%~20%。随着社会的发展,膳食结构的改变,临床上多种疾病,尤其是心血管系统疾病,与脂类代谢关系越来越密切。

(一)脂类的分类

脂类是脂肪和类脂的总称。脂肪即甘油三酯,是由三分子脂肪酸和一分子甘油组成的酯,约占人体中脂类的 95%。类脂包括磷脂、糖脂、固醇类等,约占人体中脂类的 5%。

1.脂肪　　人体内脂肪大部分分布在皮下、肌纤维间、腹腔大网膜、肠系膜以及肾周围等脂肪组织中,常以大块的脂肪组织形式存在,其含量常受营养状况和体力活动等因素的影响而有较大变动。当机体能量消耗较多而食物供应不足时,这些脂肪就大量动员,经血液循环运输到各组织,被氧化供能。因其含量很不恒定,故有"可变脂"或"动脂"之称。

2.类脂　　类脂是组成细胞膜、大脑和外周神经组织的重要成分,其在体内的含量较恒定,一般不随机体的营养状况而改变,即使长期饥饿也不会动用,故又称为"固定脂"或"定脂"。

类脂中磷脂包括卵磷脂、脑磷脂、肌醇磷脂、神经鞘磷脂等,其中卵磷脂是膳食和体内最丰富的磷脂之一,神经鞘磷脂是构成神经系统组织的重要成分。磷脂在脑、神经、肝中含量很丰富。糖脂包含脑苷脂、神经节苷脂等。糖脂是构成细胞膜的必需成分。固醇类是一类含有同样多个环状结构的脂类化合物,包括动物固醇和植物固醇。动物组织中的胆固醇和植物组织中的谷固醇在自然界中最为常见。胆固醇具有重要的生理功能,但人体内一般不会缺乏。现代社会的人们往往关注过多胆固醇带来的危害。

(二)脂肪酸的分类

脂肪酸的化学式为 R—COOH,其中 R 为由碳原子组成的烷基链。脂肪酸是机体主要的能量来源之一,在有充足氧供给的情况下,可氧化分解为 CO_2 和 H_2O,并释放大量能量。脂肪酸常见有以下几种不同的分类方法:

1.按碳链长度分类　　脂肪酸根据碳链中碳原子的数目不同可分为:6 碳以下的短链脂肪酸、8~12 碳的中链脂肪酸和 14 碳以上的长链脂肪酸。食物中主要为长链脂肪酸,但脂肪组织中含有各种长度的脂肪酸。

2.按饱和程度分类　　脂肪酸可分为不含双键的饱和脂肪酸和含有双键的不饱和脂肪酸。根据双键的数量,不饱和脂肪酸又分为只含一个不饱和双键的单不饱和脂肪酸和含两个或两个以上不饱和双键的多不饱和脂肪酸。常见的单不饱和脂肪酸是油酸,橄榄油中的脂肪酸有 87% 是油酸;常见的多不饱和脂肪酸是亚油酸和亚麻酸,主要存在于植物油中。一般来说,植物油(除可可籽油、椰子油、棕榈油外)和鱼类的脂肪中不饱和脂肪酸的含量比畜禽类动物油高。

3.按空间结构分类　　按空间结构不同,脂肪酸可分为顺式脂肪酸和反式脂肪酸。在顺式脂肪酸中,连接到双键两端碳原子上的两个氢原子在链的同侧;而在反式脂肪酸中,则在链的两侧。在自然界中,大多数不饱和脂肪酸为顺式脂肪酸,只有少数为反式脂肪酸。

不饱和脂肪酸的不饱和双键能与氢结合成饱和键,随着饱和度的增加,油可由液态变为更稳定的固态,这一过程称为氢化。通过氢化可以稳定食品风味、延长产品的货架期,因此目前氢化油在面包、奶酪、人造奶油、蛋糕和饼干等食品焙烤领域被广泛使用。但需要引起重视的是,氢化的同时,有部分未被饱和的不饱和脂肪酸,由顺式转化为反式。近年来很多研究表明,反式脂肪酸可以使血清低密度脂蛋白胆固醇升高,高密度脂蛋白胆固醇降低,从而增加心血管疾病发病的危险性。因此,为了机体健康,应尽量控制反式脂肪酸的摄入量。氢化油在市场上也被称作植物奶油、植物奶精、植物黄油、精炼植物油、植脂末、起酥油、酥皮油、代可可脂、麦淇淋、人造黄油、人造奶油。购买食品,特别是煎炸食品、奶酪食品、饼干类食品、花生酱、烘焙食品的时候,应细看食品营养标签上有无叫这些名字的成分。

4.**按双键的位置分类**　脂肪酸按双键的位置可以分为 n-3、n-6、n-9(即 ω-3、ω-6、ω-9)脂肪酸。脂肪酸命名通常分为两种系统:△编号系统和 n(ω)编号系统。△编号系统是从羧基(—COOH)碳原子算起;n(ω)编号系统是从甲基(CH₃—)碳原子算起(图 1-2)。直链脂肪酸中距离甲基最近的一个碳原子被称为 n(ω)碳原子,如果第一个不饱和双键所在 ω 碳原子的序号为 3,那么称这种脂肪酸为 ω-3 或 n-3 系列,以此类推。n-3、n-6 脂肪酸具有重要营养学价值。

示例:　CH_3—CH_2—CH_2—CH_2—CH_2—CH_2—CH_2—CH_2—CH_2—COOH

△编号系统	10	9	8	7	6	5	4	3	2	1
n(ω)编号系统	1	2	3	4	5	6	7	8	9	10

图 1-2　脂肪酸命名

脂肪酸的碳链长短、饱和程度以及空间结构与脂肪的特性、功能有着密切的关系。脂肪酸的饱和程度越高、碳链越长,脂肪的熔点就越高。动物脂肪中饱和脂肪酸含量高,常温下呈蜡状固态,称为脂。植物脂肪中不饱和脂肪酸含量高,常温下呈液态,称为油,例如大豆油、玉米油。植物脂肪中的棕榈油、可可籽油虽然含较多饱和脂肪酸,但碳链较短(10~12 碳),其熔点低于大多数的动物脂肪。

二、营养学意义

(一)脂类的生理功能

1.**脂肪的生理功能**

(1)储存和供给能量:人体摄入能量过多,不能及时被利用消耗时,会转变成脂肪储存于体内。体内细胞可以不断地储存脂肪,所以如果长期能量摄入过多,脂肪会不断积累,导致越来越胖,但当机体需要时,储存的脂肪可被分解代谢释放能量。对于一般人群来说,储存脂肪常处于分解(供能)与合成(储能)的动态平衡中。1g 甘油三酯在体内完全氧化可产生热能约 9kcal,是等量蛋白质和碳水化合物产能的 2 倍多,但机体不能利用脂肪合成葡萄糖,因此不能为脑、神经细胞和血细胞提供能量,这也是不当节食减肥的危害之一。

(2)提供脂溶性维生素和必需脂肪酸:有些食物脂肪中含有脂溶性维生素(维生素 A、D、E、K)和必需脂肪酸,脂肪还可以促进这些脂溶性维生素的吸收和利用。人体不能合成自身所需的亚油酸、α-亚麻酸,必须靠膳食提供。

(3)保温、防护作用:脂肪不仅能够直接供能,皮下脂肪还能使体内热量不易外散,有助于维持体温和御寒。分布于腹腔、皮下、肌纤维间的脂肪还有保护脏器、组织及关节免受外力伤害及减少组织间摩擦的作用。

(4)节约蛋白质作用:充足的脂肪可以保护体内蛋白质和食物蛋白质不被用来作为能量物质,从而使其能有效发挥其他更重要的生理功能,脂肪的这种功能称为节约蛋白质作用。

(5)促进食欲,增加饱腹感:烹调食物时加入油脂,可以改善食物的色、香、味,促进人们的食欲。食物脂肪在胃中滞留时间较长,可以延缓胃的排空,有助于耐饥。

(6)参与构成某些内分泌激素:脂肪组织分泌的细胞因子如瘦素、肿瘤坏死因子、血管紧张素、雌激素等,参与机体的代谢、免疫等生理过程。脂肪组织的内分泌作用是内分泌领域的重大发现。

2.类脂的生理功能

(1)磷脂的生理功能:①细胞膜的构成成分。磷脂和胆固醇等类脂是生物膜的重要构成成分,对维持生物膜的结构和功能起重要作用。生物膜是由磷脂等构成的脂质双分子层,它使膜两侧的亲水性物质不能自由通过,对维持正常的细胞结构和功能起重要作用。但磷脂能帮助部分脂类和脂溶性物质(如脂溶性维生素、激素等)通过细胞膜,促进细胞内外的物质交流。②改善心血管。结构的亲水性和亲脂性决定了磷脂是一种强有力的乳化剂,它能使体内的胆固醇和中性脂肪分解成极小的微粒,以便于组织的吸收、转运和代谢,使其不在或少在血管上沉积,保持血管壁的柔滑和血管畅通,降低血黏度,促进血液循环,对降低血脂、预防动脉硬化和冠心病等心血管疾病有一定作用。③改善神经系统。磷脂在消化道内被分解成胆碱,体内的胆碱可与乙酰合成乙酰胆碱,从而为大脑提供信息传导物质,对思维和记忆力均有一定的改善作用。

(2)胆固醇的生理功能:①细胞膜的构成成分。胆固醇是细胞膜的重要组成成分,胆固醇的浓度关系到细胞膜的通透性。胆固醇还是细胞内物质代谢酶促反应顺利进行的重要条件。②合成生物活性物质。胆固醇是胆汁酸、性激素(如睾酮、雌二醇)、肾上腺皮质激素(如皮质醇、醛固酮)和维生素 D_3 等重要生物活性物质的前体。

(二)必需脂肪酸

1.概念及种类 必需脂肪酸是指人体不可缺少而自身又不能合成,必须通过食物供给的脂肪酸。公认的两种人体必需脂肪酸是 n-6 系列中的亚油酸和 n-3 系列中的 α-亚麻酸。虽然人体也不能缺少花生四烯酸、二十碳五烯酸(eicosapentaenoic acid,EPA)、二十二碳六烯酸(docosahexaenoic acid,DHA)等脂肪酸,但这些脂肪酸在体内可以由亚油酸和 α-亚麻酸来合成。亚油酸在体内可以生成 γ-亚麻酸、花生四烯酸等 n-6 系长链不饱和脂肪酸。α-亚麻酸则可以生成 EPA、DHA 等 n-3 系脂肪酸。

2.生理功能

(1)磷脂的构成成分:必需脂肪酸以磷脂的形式存在于线粒体和细胞膜中,磷脂中的不饱和脂肪酸有利于膜的流动性,饱和脂肪酸和胆固醇则有利于膜的坚固性。当人体缺乏必需脂肪酸时,细胞对水的通透性增加,线粒体渗透性会改变。

(2)合成前列腺素等物质:某些脂肪酸在酶的作用下可以生成前列腺素、血栓素、白三烯等类二十烷酸,比如花生四烯酸是合成前列腺素的主要成分。前列腺素存在于许多器官中,有多种生理功能,如促进血管的扩张与收缩、参与神经传导等。其他类二十烷酸在协调体内很多生化过程和细胞的生理学作用中也起着重要的作用,比如参与调节血脂、血压和血栓的形成。

(3)参与胆固醇代谢:胆固醇可与脂肪酸结合形成酯,然后在体内被转运和代谢,因此亚油酸等多不饱和脂肪酸具有一定的降血脂作用。

(4)对中枢神经系统的作用:必需脂肪酸对大脑的神经系统和视觉系统的作用是不可忽视的,研究发现,长期用 α-亚麻酸含量很低的饲料喂养动物,动物的视觉功能会受损。n-3 系必需脂肪酸还与行为发育有一定的关系。

必需脂肪酸在体内能够氧化供能,其供能应不少于总能量的 3%;但过多摄入会使体内氧化物、过氧化物、能量等增加,同样会对机体产生不良影响。

(三)膳食脂肪的营养学评价

1.消化率 脂肪消化率与其熔点密切相关。一般来说,含不饱和脂肪酸和短链脂肪酸多的,熔点低,易于被消化,其消化率可高达 98%,如植物脂肪。熔点高于 50℃ 的油脂不易被消化,如大多数的动物脂肪。

2.必需脂肪酸的含量 必需脂肪酸含量与脂类的营养价值成正比。多数植物油中亚油酸含量较高,如棉子油、大豆油、玉米油等,其营养价值优于动物脂肪。但椰子油中亚油酸含量很低,其他不饱和脂肪酸含量也很少。

3.各种脂肪酸的比例 评价膳食脂肪营养价值时,必须同时考虑饱和脂肪酸、单不饱和脂肪酸、多不饱和脂肪酸三者之间的比例,以及 n-3 系脂肪酸和 n-6 系脂肪酸的比例。研究推荐,饱和脂肪酸、单不饱和脂肪酸和多不饱和脂肪酸之比应为 1:1:1,n-3 系脂肪酸和 n-6 系脂肪酸之比应为 1:4~1:6。

4.脂溶性维生素的含量　脂溶性维生素含量高的脂类营养价值高。植物油中一般富含维生素 E,动物包括某些海产鱼的肝脏中维生素 A 和维生素 D 的含量较高,奶和蛋中维生素 A 和维生素 D 的含量也较丰富。

三、来源与参考摄入量

(一)食物来源

膳食中的脂肪主要来源于动物的脂肪组织和植物的种子。动物性食物以饱和脂肪酸和单不饱和脂肪酸为主。脂肪的含量因动物种类和部位的不同而有较大差异,如肥猪肉脂肪含量可达 90% 左右,瘦猪肉脂肪含量不到 10%;相同部位的牛肉、羊肉脂肪含量比猪肉低,其中牛肉又稍低于羊肉;鱼类脂肪含量也比较低,一般在 5% 左右,深海鱼、贝类相对含 EPA 和 DHA 较多,所以老年人应适当多吃海鱼。部分食物的脂肪含量见表 1 - 10。

表 1 - 10　部分食物的脂肪含量(g/100g)

食物	脂肪	食物	脂肪
猪肉(肥)	88.6	鸡翅	11.8
核桃(干)	58.8	鸡($\overline{x}$)	9.4
葵花子(炒)	52.8	鸡蛋($\overline{x}$)	8.8
花生(炒)	48.0	猪肉(瘦)	6.2
猪肉(肥瘦)	37.0	草鱼	5.2
猪肉(后臀尖)	30.8	带鱼	4.9
鸡蛋黄	28.2	羊肉(瘦)	3.9
鸭	19.7	猪肝	3.5
猪大肠	18.7	鲈鱼	3.4
鸭蛋	13.0	大黄鱼	2.5
鸡腿	13.0	牛肉(瘦)	2.3

植物油主要含不饱和脂肪酸,但也有例外,椰子油和棕榈油饱和脂肪酸含量很高。亚油酸普遍存在于植物油中,亚麻酸在紫苏油和亚麻子油中含量较多;坚果类(如花生、

核桃仁等)主要含亚油酸,是多不饱和脂肪酸的重要来源。常用油脂的脂肪酸组成见表1-11。

表1-11　常用油脂的脂肪酸组成(%)

食用油脂	饱和脂肪酸	不饱和脂肪酸			其他脂肪酸
		油酸	亚油酸	α-亚麻酸	
椰子油	92.0	0	6.0	—	2.0
牛油	61.8	28.8	1.9	1.0	6.5
羊油	57.3	33.0	2.9	2.4	4.4
黄油	56.0	32.0	4.0	1.3	6.7
棕榈油	43.4	44.4	12.1	—	0.1
猪油	43.2	44.2	8.9		3.7
棉子油	24.3	25.2	44.3	0.4	5.8
花生油	18.5	40.4	37.9	0.4	2.8
豆油	15.9	22.4	51.7	6.7	3.3
玉米油	14.5	27.4	56.4	0.6	1.1
色拉油	14.4	39.2	34.3	6.9	5.2
芝麻油	14.1	39.2	45.6	0.8	0.3
葵花子油	14.0	19.1	63.2	4.5	—
菜籽油	13.2	20.2	16.3	8.4	41.9*
亚麻子油	13.0	22.0	14.0	49.0	2.0
茶油	10.0	78.8	10.0	1.1	0.1
橄榄油	10.0	83.0	7.0	—	—
紫苏油	6.0	17.0	16.0	61.0	0

注:＊主要为芥酸。

含磷脂较多的食物有蛋黄、瘦肉、脑、肝脏、肾脏、大豆、麦胚和花生等。蛋黄和动物的脑、肝、肾等内脏是胆固醇的主要食物来源。植物脂肪或植物油中不含胆固醇。部分食物的胆固醇含量见表1-12。

表 1 - 12　部分食物的胆固醇含量(mg/100g)

食物	胆固醇	食物	胆固醇	食物	胆固醇
猪脑	2571	河蟹	267	羊肉(肥瘦)	92
鸭蛋黄	1576	奶油	209	牛肉(肥瘦)	84
鸡蛋黄	1510	猪油(板油)	110	猪肉(瘦)	81
鱿鱼(干)	871	猪肉(肥)	109	羊肉(瘦)	60
鹌鹑蛋	515	青鱼	108	牛肉(瘦)	58
虾皮	428	鸡($\overline{x}$)	106	海参	51
猪肝	288	鸭($\overline{x}$)	94	牛奶($\overline{x}$)	15

(二)参考摄入量

脂类的参考摄入量受饮食习惯、职业、季节、气候等因素的影响。中国营养学会建议老年人摄入的脂肪供能应占膳食总能量的 20％～30％,不宜超过 30％。饱和脂肪酸与心血管疾病的发生有关,其供能不宜超过总能量的 10％。由于饱和脂肪酸不易被氧化生成对机体有害的氧化物、过氧化物等,适量的饱和脂肪酸还有助于促进高密度脂蛋白胆固醇的形成,所以也不应完全限制;反式脂肪酸不利于机体健康,应严格限制;n-3 系脂肪酸和 n-6 系脂肪酸的比例以 1：4～1：6 为宜。

 知识链接 3

膳食胆固醇的摄入量不再设定上限

既往有较多研究显示,膳食胆固醇摄入量与血低密度脂蛋白胆固醇和总胆固醇水平呈线性剂量反应关系,高胆固醇摄入量会增加动脉粥样硬化和冠心病的发病风险,加上饱和脂肪酸和胆固醇常常并存于同类食物,因此,限制膳食胆固醇的摄入量被认为是预防心血管疾病的重要措施。

胆固醇不仅是人体的组成成分,而且还起着很重要的作用,包括参与细胞膜和神经纤维的组成,促进脂肪的消化,合成激素和维生素 D 等。血胆固醇来源于体内合成(80％左右)和膳食(20％左右)。研究发现膳食胆固醇的吸收及其对血脂的影响因个体遗传因素和代谢状态而存在较大差异,部分人群胆固醇摄入量高时还会反馈抑制自身胆固醇的合成。另据综述,即使胆固醇摄入量达到768mg/d,也未发现胆固醇摄入与冠心病的发病和死亡有关。一项长达16年的研究结果发现,低胆固醇水平(每天150~200mg)的人群心脏病死亡率是高胆固醇水平(>300mg)的两倍。这些研究结果提示,不应过分限制或降低胆固醇的摄入量。关于鸡蛋消费和心血管疾病危险的前瞻性研究也显示高胆固醇含量的鸡蛋摄入量与冠心病和脑卒中没有关联。因此,专家们认为,目前仍缺乏增加慢性病危险的胆固醇阈值摄入量,而无法确定膳食胆固醇的摄入量上限。

我国2000年版《中国居民膳食营养素参考摄入量》中对膳食胆固醇摄入量的推荐值是<300mg/d。2002年中国居民营养与健康调查数据显示,18~64岁健康人群胆固醇平均摄入量男女分别为242.3mg/d和218.6mg/d,65岁以上健康人群胆固醇平均摄入量男女分别为247.7mg/d和215.5mg/d,显示我国居民膳食胆固醇摄入仍处于一较低水平。尽管研究发现,我国居民膳食胆固醇摄入量与血低密度脂蛋白胆固醇和总胆固醇水平有关,但还未确定引起血脂代谢异常和冠心病死亡风险的居民膳食胆固醇阈值摄入量。由于目前尚缺乏研究证据,故《中国居民膳食营养素参考摄入量》(2013版)暂不设定膳食胆固醇的推荐摄入量。

《中国居民膳食指南》2016版开始取消了对胆固醇的摄入量限制,并强调吃鸡蛋不必扔掉蛋黄。

第五节 维 生 素

一、概 述

1911年,波兰生物化学家Funk博士在伦敦Lister研究所从米糠中分离出一种对多发性神经炎有疗效的结晶状物质(浓缩物,非纯品),当时并不知其化学本质,只知道它是维持生命所必需的一种胺类,故称其为生命胺。后来科学家又陆续发现很多这类维持生命所必需的物质,但并不是胺类,因此在1920年定名为维生素。1926年,荷兰化学家Jansen和Donath从米糠中成功地提取出了维生素B_1结晶,并命名为抗神经炎因子。

维生素是维持人体正常生命活动所必需的一类低分子微量有机化合物,在机体代谢、生长发育过程中起着重要作用。维生素种类很多,化学结构差异大,但具有一些共同点:它们存在于天然食物中,除了其本身形式,还有可以被机体利用的前体化合物形式(维生素原);人体只需少量维生素即可满足生理需要,但不能缺少,否则会引起相应的缺乏症;它们参与体内代谢过程的调节控制,一般以辅酶或辅酶前体的形式参与酶系统反应;维生素并非机体组成成分,也不能向机体提供能量;除了维生素 D 以外,一般体内不能合成或合成量很少,也不能大量储存在机体组织中,因此必须从食物中摄取。

(一)维生素的命名

维生素的命名有 3 种系统:按发现的先后顺序命名,如维生素 A、维生素 B_1、维生素 B_2、维生素 C、维生素 D、维生素 E 等;按其特有的生理功能或治疗作用命名,如抗干眼病维生素、抗癞皮病维生素、抗坏血酸等;按其化学结构命名,如硫胺素(维生素 B_1)、核黄素(维生素 B_2)等。

(二)维生素的分类

根据溶解性的不同,维生素可分为脂溶性维生素和水溶性维生素。脂溶性维生素包括维生素 A(视黄醇)、维生素 D、维生素 E(生育酚)和维生素 K;水溶性维生素有两大类:B 族维生素和维生素 C。B 族维生素主要有维生素 B_1、维生素 B_2、维生素 B_6、维生素 B_{12}、维生素 PP、叶酸、泛酸、生物素及胆碱。脂溶性维生素和水溶性维生素的区别见表 1－13。

表 1－13　脂溶性维生素和水溶性维生素的区别

脂溶性维生素	水溶性维生素
仅含碳、氢、氧	除碳、氢、氧外,还含有钴等其他元素
溶于脂肪、有机溶剂,不溶于水	溶于水,不溶于脂肪、有机溶剂
在脂溶性环境和胆盐帮助下才易吸收	易吸收
在肠道随脂肪经淋巴系统吸收	经消化道吸收入血液
体内可大量储存,不易排出体外,从胆汁中可少量排出	体内少量储存,容易随汗液、尿液排出(除维生素 B_{12} 外)
摄取过多,容易产生毒性作用	一般无毒性
摄取过少,缺乏症出现相对缓慢	摄取过少,缺乏症出现相对较快

(三)维生素缺乏

由于膳食中维生素供应不足或其生物利用率过低引起的维生素缺乏,称为原发性维生素缺乏;由于生理或病理原因导致的维生素缺乏,称为继发性维生素缺乏。人体维生素缺乏是一个渐进的过程。刚开始维生素轻度缺乏,个体常不出现临床症状,但劳动效率和抗病能力可有下降,称为亚临床维生素缺乏,又称维生素边缘缺乏。维生素继续缺乏,个体出现临床症状,称为临床维生素缺乏。我国老年人比较容易缺乏和不足的维生素主要是维生素 A、维生素 D、维生素 B_1、维生素 B_2 等。维生素缺乏的原因有以下几种:

1.摄入不足　膳食中各维生素的含量取决于摄入食物的种类和数量,以及在生产、加工、储存、烹调时维生素丢失或破坏的程度。老年人有挑食、偏食等不良饮食习惯或者进食过少,是引起维生素缺乏的主要原因。

2.人体吸收利用率降低　消化系统功能障碍(如胆汁分泌减少)可影响脂溶性维生素的吸收,长期高膳食纤维饮食也可能导致维生素吸收减少。老年人胃肠道功能降低,对维生素的吸收利用率也降低。

3.需要量增加　老年人长期高热或患有慢性消耗性疾病等都可以使维生素需要量相对增加。服用异烟肼、青霉胺等药物也会增加人体对某些维生素的需要量。

4.存在抗维生素物质　部分维生素可由于一些被称为抗维生素化合物的存在而无法发挥作用,甚至使机体出现维生素缺乏症。如双羟香豆素具有对抗维生素 K 的作用,可造成低凝血酶原血症,导致出血性疾病。食物经过加工、烹调处理后,抗维生素物质一般可失去活性。

(四)维生素过多

脂溶性维生素由于排出量较少,体内容易蓄积而引起中毒。过多的水溶性维生素常以原形从尿中排出体外,几乎无毒性,但非生理剂量时仍可能有不良作用,比如干扰其他营养素的代谢等。

二、脂溶性维生素

(一)维生素 A

1.概念　维生素 A 是第一个被发现的维生素,又称为视黄醇或抗干眼病因子,是指所有具有视黄醇生物活性的物质,即视黄醇(维生素 A_1,多见于哺乳动物及咸水鱼的肝脏中）、脱氢视黄醇（维生素 A_2,常见于淡水鱼的肝脏中）、视黄醛、视黄酸等。维生素 A_2 的活性比较低,约为维生素 A_1 的 40%。

植物的类胡萝卜素具有与维生素 A 相似的化学结构,能在体内转化为维生素 A。1930 年,英格兰科学家 Moore 首次发现 β-胡萝卜素在哺乳动物中可转化为维生素 A。现已知的 600 多种类胡萝卜素中约有 1/10 可在人类和其他脊椎动物的肠黏膜、肝脏和其他器官中转化为维生素 A。这种在体内可转化为维生素 A 的类胡萝卜素称为维生素 A 原,如植物性食物中的 α-胡萝卜素、β-胡萝卜素、γ-胡萝卜素等,其中以 β-胡萝卜素活性最高,一分子 β-胡萝卜素分解,可形成两分子维生素 A。

2.结构与性质　维生素 A 在酸性和碱性环境中较稳定,在一般的烹调加工过程中不会被破坏,但维生素 A 容易被氧化,尤其是在高温、紫外线照射、脂肪酸败等条件下。在密封或低温冷冻的环境下,食物中的维生素 A 几年都不会发生性质变化。食物中若存在磷脂、维生素 E、维生素 C 及其他抗氧化剂时,维生素 A 较稳定。

3.吸收与代谢　食物中的维生素 A 在胃内几乎不被吸收,在小肠经胰液或小肠细胞刷状缘中的视黄酯水解酶分解为脂肪酸、游离的视黄醇和类胡萝卜素后进入小肠细胞,由肠黏膜吸收。维生素 A 和类胡萝卜素在小肠内的吸收过程不同,维生素 A 为主动吸收,需要消耗能量,吸收速度比类胡萝卜素快 7～30 倍,维生素 A 摄取后 3～5h,吸收达到高峰;类胡萝卜素的吸收方式为物理扩散,吸收量与肠内浓度相关。维生素 A 大多数从淋巴管经胸导管进入肝脏,并在肝脏酯化。约 90% 的维生素 A 储存在肝脏中,血中的维生素 A 仅约为体内总量的 1%。

维生素 A 的摄入量、膳食成分、机体的储存效率以及机体的生理状况等都会影响维生素 A 的储存。当维生素 A 摄入增加时,一部分与视黄醇结合蛋白结合,再与血清前清蛋白结合并被运送到组织中;过量的维生素 A 以视黄醇形式进入血液并被代谢排出体外。因此,高蛋白膳食可以通过增加视黄醇结合蛋白来提高维生素 A 的利用率。老年人维生素 A 的储存量低于青年人。

4.生理功能

(1)维持正常视觉:视网膜中的杆状细胞和锥状细胞是眼的光感受器,维生素 A 的存在对这两种细胞中感光色素(即感弱光的视紫红质和感强光的视紫蓝质)的形成和生理功能起决定性的作用。视紫红质与视紫蓝质都是由视蛋白与视黄醛构成的。视紫红质在亮处经光照射后,11-顺式视黄醛异构成全反式视黄醛,并与视蛋白分离,若此时进入暗处,因对弱光敏感的视紫红质消失,最初看不清物体。与视蛋白分离的全反式视黄醛,再经氧化、异构化,又可形成 11-顺式视黄醛,与视蛋白重新结合成视紫红质,眼睛逐渐恢复对弱光的敏感性,又能在暗处见物,此过程称为暗适应。若维生素 A 摄入不足,会出现暗适应时间延长,甚至夜盲症(即在暗处不能看到物体)。检查人群的暗适应时间,可大致了解机体维生素 A 的营养状况。维生素 A 缺乏还可引起角膜混浊。

（2）维持上皮细胞的完整性：细胞膜表面的糖蛋白与细胞连接、受体识别、细胞黏附和聚集等功能有关，而维生素 A 会影响糖蛋白的生物合成。维生素 A 不足或缺乏时，可引起上皮基底层增生变厚，表层细胞变扁、不规则，机体表现为不同组织上皮的干燥、增生及角化（图 1-3），呼吸、消化、泌尿、生殖系统上皮细胞的角化变性容易导致细菌侵入，引起感染。老年人维生素 A 缺乏容易出现呼吸道炎症，严重时可致死亡。

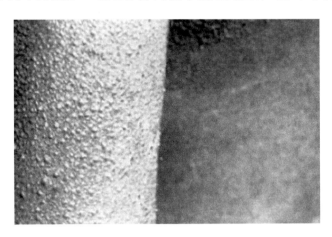

图 1-3 维生素 A 缺乏导致上皮角化

（3）维护生殖功能：维生素 A 可促进蛋白质生物合成及骨细胞分化，还能影响精子的数量和活力。

（4）提高免疫功能：维生素 A 对机体免疫系统有重要作用。维生素 A 缺乏可使机体特异性和非特异性免疫功能降低，对细菌、病毒、寄生虫感染的易感性增加。这可能与维生素 A 参与免疫球蛋白等糖蛋白的合成、增强巨噬细胞和自然杀伤细胞的活力、改变淋巴细胞的生长或分化、促进上皮细胞的完整性和分化等功能有关。

（5）抗氧化作用：类胡萝卜素的重要化学特征之一是猝灭单线态氧，提高抗氧化防御功能。比如，β-胡萝卜素是机体一种有效捕获活性氧的抗氧化剂，对防止脂质过氧化、预防心血管疾病、延缓衰老等有重要意义。

（6）抑制肿瘤生长：视黄酸参与体内多种组织细胞的生长分化，其中 9-顺式视黄酸和全反式视黄酸在细胞分化中的作用尤为重要，能降低机体对某些化学致癌物的敏感性，从而降低肺癌、皮肤癌等上皮癌的危险性。维生素 A 抑制肿瘤的生长，可能与其抗氧化功能有关。

5.参考摄入量与食物来源　2013 年版《中国居民膳食营养素参考摄入量》将维生素 A 的计量单位由视黄醇当量（retinol equivalent，RE）改为视黄醇活性当量（retinol activity equivalent，RAE）。国际单位（IU）为最初采用的维生素 A 活性单位，现在某些领域仍使用。维生素 A 的单位转换关系如下：

1μg RAE＝1μg 全反式视黄醇＝2μg 溶于油剂的纯品全反式 β-胡萝卜素＝12μg 膳食全反式 β-胡萝卜素＝24μg 其他膳食维生素 A 原类胡萝卜素

1IU 维生素 A＝0.3μg RAE＝0.3μg 全反式视黄醇

人体对维生素 A 的需要量与性别、年龄、体重、生理状况以及膳食等因素相关。我国 18 岁以上成人（包括老年人）的推荐摄入量为男性 800μg RAE/d，女性 700μg RAE/d，可耐受最高摄入量为 3000μg RAE/d。

摄入大剂量维生素 A 可引起急性、慢性及致畸毒性。成人的急性毒性产生于一次或多次连续摄入维生素 A 推荐摄入量 100 倍以上的剂量。慢性中毒比急性中毒常见，维生素 A 使用剂量为推荐量的 10 倍以上时可发生慢性中毒，常见症状为疲倦、厌食、毛发脱落、指甲变脆、骨或关节疼痛、肝脾肿大等。食物中的类胡萝卜素到体内后向视黄醇转变的速度很慢，而且随着摄入量的增加，吸收也会减少，因此一般大量摄入类胡萝卜素不会引起中毒。但血清胡萝卜素含量过高可致高胡萝卜素血症，人体皮肤变黄，该症状与黄疸的区别在于眼睛巩膜未见黄染。停止大剂量摄入类胡萝卜素后，该症状可逐渐消失。

维生素 A 的最好食物来源是动物性食物，如动物肝脏、鱼肝油、奶类、蛋类；植物性食物只提供类胡萝卜素，常见于深绿色和红黄色的蔬菜水果中，如西兰花、胡萝卜、菠菜、生菜、油菜、杧果、柿子、红薯等。部分食物的维生素 A 和（或）类胡萝卜素含量见表 1-14。

表 1-14　部分食物的维生素 A 和（或）类胡萝卜素含量（μg RAE/100g）

食物	维生素 A	类胡萝卜素	μg RAE	食物	维生素 A	类胡萝卜素	μg RAE
鱼肝油	25526	—	25526	大白菜	—	2681	223
羊肝	20972	—	20972	红辣椒	—	2134	157
牛肝	20220	—	20220	韭菜	—	1000	83
鸡肝	10414	—	10414	瘦猪肉	44	—	44
猪肝	4972	—	4972	番茄	—	550	42
胡萝卜	—	11887	841	杧果	—	473	38
红薯	—	8516	709	橘子	—	663	34
菠菜	—	5626	469	带鱼	29	—	29
莴苣叶	—	4443	370	鲤鱼	25	—	25
南瓜	—	5760	369	苦瓜	—	375	24
鸭蛋	261	19	262	牛奶	24	5	24
鸡蛋	234	19	235	对虾	15	—	15

(二)维生素 D

1.结构与性质 维生素 D 是具有钙化醇生物活性的一类化合物,又称抗佝偻病因子。维生素 D 中与健康关系较密切的有两种形式:维生素 D_2(麦角钙化醇)和维生素 D_3(胆钙化醇)。人体可从两个途径获得维生素 D,即通过食物摄取或皮下 7-脱氢胆固醇经阳光照射转化而来。经常接受一定量的日光照射是预防维生素 D 缺乏最安全、最有效的方法。

维生素 D 是一种脂溶性维生素,对热、碱性环境较稳定,对光、酸性环境不稳定。一般的烹饪加工不会破坏食品中的维生素 D,但脂肪酸败会引起维生素 D 的破坏。

2.吸收与代谢 食物中的维生素 D 进入小肠后,在胆汁作用下,与脂肪、其他脂溶性物质一起被吸收。慢性胰腺炎、胆道阻塞等情况下,脂肪吸收受干扰,维生素 D 的吸收也会受影响。吸收后的维生素 D 或与乳糜微粒相结合,经淋巴入血,或与维生素 D 结合蛋白结合,转运至肝脏,并先后在肝脏、肾脏羟化为维生素 D_3 的活性形式,即 $1,25-(OH)_2-D_3$,运输至各个靶器官发挥生理作用。

维生素 D 主要储存于脂肪组织中,其次为肝脏。维生素 D 的代谢产物主要随胆汁从粪便排泄,少量由尿液排出。

3.生理功能

(1)促进钙、磷的吸收和重吸收:$1,25-(OH)_2-D_3$ 在小肠中可与黏膜上皮细胞的特异受体结合,促进钙结合蛋白的合成,钙结合蛋白能促进小肠对钙的吸收和转运,增加骨中钙的沉积。另外,$1,25-(OH)_2-D_3$ 可直接作用于肾,促进肾小管对钙、磷的重吸收,减少钙、磷在尿液中的丢失。

(2)调节血钙平衡:维生素 D 在体内与甲状旁腺素、降钙素等协同作用来调节血液中钙和磷的浓度。血钙浓度低时,可诱导甲状旁腺素分泌 $1,25-(OH)_2-D_3$,释放至肾及骨细胞。通过不同的作用机制,促进钙在肾小管中再吸收,并将钙从骨中动员出来。血钙浓度高时,可刺激甲状腺细胞产生降钙素,阻止钙从骨中动员出来,并促使钙、磷从尿中排出。

4.参考摄入量与食物来源 由于经皮肤产生的维生素 D 的量难以估计,而且维生素 D 还与钙、磷的供给量有关,所以其需要量比较难明确。

老年人由于肝肾功能和胃肠道功能下降,再加上户外活动和日光照射时间减少,相对容易出现维生素 D 不足,从而影响骨的钙化,常表现为骨痛、肌无力,严重者可出现骨质软化症、骨质疏松症、自发性或多发性骨折。经常照射阳光,可以降低维生素 D 缺乏病的发病可能。我国老年人维生素 D 的推荐摄入量为 $15\mu g/d$,可耐受最高摄入量为 $50\mu g/d$。如果摄入维生素 D 过多可导致中毒,表现为食欲不振、恶心、呕吐、腹泻、烦渴、多尿、头痛、发热、血清钙磷增高乃至出现组织转移性钙化和肾结石。

富含维生素 D 的食物主要有鱼肝油、海水鱼、动物肝脏、蛋黄,虽然奶类中钙含量丰富,但维生素 D 含量较低,100g 奶含维生素 D 低于 $1\mu g$。蔬菜、水果、谷类很少或几乎不含维生素 D。部分食物的维生素 D 含量详见表 1-15。

表 1-15　部分食物的维生素 D 含量($\mu g/100g$)

食物	维生素 D	食物	维生素 D
鱼干(虹鳟鱼)	15.6	全蛋(煮)	2.2
奶酪	7.4	香肠	1.2
蛋黄(生鲜)	5.4	猪肉(熟)	1.1
香菇	3.9	奶油	0.7
猪油	2.3	牛肉干	0.5

(三)维生素 E

1. 结构与性质　维生素 E 又称为生育酚,因在早期研究中发现母鼠缺乏维生素 E 不能生育而得名。维生素 E 包括 4 种生育酚和 4 种生育三烯酚,其中以 α-生育酚生物活性最大。

维生素 E 为脂溶性维生素,易溶于脂肪和乙醇等有机溶剂。维生素 E 对酸和热稳定,一般的烹饪加工过程中损失不大,但对碱不稳定,对氧很敏感,容易被氧化,油炸、脂肪酸败时,其活性明显下降。

2. 吸收与代谢　维生素 E 在胆酸和脂肪酸的存在下,在小肠上部被吸收,但吸收率为摄入量的 20%～40%。各种形式的维生素 E 被吸收后通过 β-脂蛋白进入血浆,被运送至器官与组织中。脂肪组织、肝脏、肌肉是维生素 E 的最大储存场所。当机体维生素 E 缺乏时,将依次从血浆、肝脏、骨骼肌、心肌中动用,最后消耗脂肪组织中的维生素 E。α-生育酚在组织中的主要氧化产物是 α-生育醌,在脱去醛基生成葡萄糖醛酸后可通过胆汁排泄,或进一步在肾脏中被降解为 α-生育酸后从尿酸中排泄。

3. 生理功能

(1)抗氧化作用:维生素 E 和体内其他抗氧化物质、抗氧化酶一起构成抗氧化系统,保护生物膜及其他蛋白质免受自由基的攻击。

(2)调节血小板的黏附力和聚集作用:维生素 E 缺乏时血小板聚集和凝血作用增强,会增加心肌梗死及脑卒中(中风)的危险性。

（3）维持正常免疫功能：维生素 E 具有保护 T 淋巴细胞的作用，可提高细胞免疫功能。老年人维生素 E 缺乏可导致免疫功能下降。

（4）延缓衰老：维生素 E 可以减少细胞中脂褐质（俗称老年斑）的形成，有助于改善皮肤弹性，起到延缓衰老的作用。

4. 参考摄入量与食物来源　人体组织及食物中维生素 E 的含量以 α-生育酚当量（α-TE）表示。中国营养学会建议我国成人（包括老年人）维生素 E 的适宜摄入量为 14mg α-TE/d；可耐受最高摄入量为 700mg α-TE/d。

维生素 E 相对其他脂溶性维生素来说毒性较小，目前尚没有天然食物中的维生素 E 会对机体产生不利影响的报道，但长期服用补充制剂也有导致中毒的风险，表现为视觉模糊、头痛和极度疲乏等症状。特别是在使用抗凝药物或缺乏维生素 K 时，不宜服用维生素 E 补充剂，以免增加出血的危险性。

维生素 E 广泛存在于植物油以及各种油料作物种子中，包括葵花子、芝麻、玉米、橄榄、花生、坚果等，含量最为丰富的是小麦胚芽。肉类、奶类、蛋类、鱼类、蔬菜水果中维生素 E 含量少。部分食物的维生素 E 含量详见表 1-16。

表 1-16　部分食物的维生素 E 含量(mg/100g)

食物	维生素 E	α-TE	食物	维生素 E	α-TE
葵花子(炒)	79.09	74.50	千张	23.38	0.94
葵花子油	54.60	38.35	黄豆	18.90	0.90
玉米油	50.94	14.42	花生仁(生)	18.09	9.73
核桃(干)	43.21	25.04	黑大豆	17.36	0.97
花生油	42.06	17.45	南瓜子仁	13.25	3.67
松子仁	32.79	29.22	沼虾	11.30	10.68
腐竹	27.84	1.43	鸭蛋	4.98	4.02
色拉油	24.01	9.25	鸡(土鸡)	2.02	1.70

（四）维生素 K

1. 结构与性质　维生素 K 又称抗凝血因子。植物合成的维生素 K 为维生素 K_1（是人类食物中维生素 K 的主要来源），细菌合成的为维生素 K_2，动物组织中两者均有。维生素 K 类化合物加热时不易被破坏，但对酸、碱、紫外线敏感，脂肪酸败时易被破坏而失去活性。

2. 吸收与代谢　维生素 K 借助于胰液和胆汁，经十二指肠和空肠吸收，然后结合到乳糜微粒,经淋巴液转运到肝脏,在肝脏被迅速转运到脂蛋白。极低密度脂蛋白和低密度脂蛋白是维生素 K 血浆转运的载体。维生素 K 代谢后经粪便、尿液排出体外。

3. 生理功能

(1)参与凝血:维生素 K 作为维生素 K 依赖羧化酶的辅酶,参与蛋白质翻译后修饰的羧化反应。涉及蛋白质包括凝血酶原、凝血因子Ⅶ、凝血因子Ⅸ、凝血因子Ⅹ、蛋白 S、骨钙蛋白等。凝血因子羧化后才具有钙结合能力,才能启动凝血机制。维生素 K 缺乏可引起凝血功能障碍和出血性疾病。

(2)调节骨代谢:骨钙蛋白是骨骼中存在的最丰富的维生素 K 依赖蛋白,具有与钙结合的特性,可能与骨骼钙化、更新有关。临床上通过测定血浆总骨钙蛋白水平可协助诊断某些代谢性骨病。

(3)与心血管健康有关:基质 Gla 蛋白是血管钙化的强抑制剂,维生素 K 缺乏可以使该蛋白低羧化,从而影响血管钙化。目前研究发现维生素 K 与动脉粥样硬化、冠心病的发生有关。

4. 参考摄入量与食物来源 由于缺乏中国居民维生素 K 的摄入资料,中国营养学会仅建议我国成人(包括老年人)维生素 K 的适宜摄入量为 $80\mu g/d$。

维生素 K 缺乏的主要症状是出血。正常成人很少发生维生素 K 缺乏。目前研究也未显示膳食或补充制剂中的维生素 K 会对机体产生不利影响。

虽然肠道细菌可以合成维生素 K,但目前认为十二指肠、回肠的菌群合成的维生素 K 不是人体主要来源。绿叶蔬菜和苜蓿类植物中维生素 K 含量丰富,是维生素 K 的良好食物来源。牛奶、肉类、蛋类、谷类、水果和其他蔬菜维生素 K 含量较少。部分食物的维生素 K 含量详见表 1-17。

表 1-17　部分食物的维生素 K 含量(μg/100g)

食物	维生素 K	食物	维生素 K
菜籽油	830	生菜	129
萝卜缨	650	莴苣	113
黄瓜	275	猪肝	88
菠菜	266	鸡肝	80
大豆	200	草莓	14
花椰菜	191	鸡蛋	11
卷心菜	149	猪肉	11
蛋黄	149	苹果	4

三、水溶性维生素

(一)维生素 B_1

1. **结构与性质**　维生素 B_1 是由嘧啶环和噻唑环结合而成的一种 B 族维生素,因分子中含硫和胺,故又称硫胺素,也称抗脚气病因子、抗神经炎因子等,是第一个被发现的 B 族维生素。维生素 B_1 呈白色针状结晶,若露置在空气中易吸收水分,在酸性溶液中较稳定,加热不易分解,而在碱性溶液中很不稳定,易被氧化和受热破坏。在 $pH>7$ 的情况下煮沸,可使其大部分或全部被破坏,甚至在室温下储存亦可逐渐被破坏。因此,煮粥、蒸馒头时如加入碱,会造成维生素 B_1 的大量损失。还原性物质亚硫酸盐、二氧化硫等也能使维生素 B_1 失活破坏,故在储存谷物、豆类时,不宜用亚硫酸盐作为防腐剂,也不宜用二氧化硫熏蒸谷仓。

2. **吸收与代谢**　食物中的维生素 B_1 主要在空肠被吸收。大量饮茶、饮酒,叶酸缺乏可影响维生素 B_1 的吸收。正常成人体内维生素 B_1 的含量为 $25\sim30mg$,其中约 50% 在肌肉中。心脏、肝脏、肾脏和脑组织中维生素 B_1 含量亦较高。维生素 B_1 在体内以不同的磷酸化形式存在,如单磷酸硫胺素(thiamin monophosphate,TMP)、焦磷酸硫胺素(thiamin pyrophosphate,TPP)、三磷酸硫胺素(thiamin triphosphate,TTP),主要以辅酶形式起作用。

维生素 B_1 的生物半衰期为 $9\sim18d$,维生素 B_1 及其代谢产物主要从尿中排出。如果膳食中缺乏维生素 B_1,$1\sim2$ 周后人体组织中的维生素 B_1 含量就会降低,因此,为维持组织中维生素 B_1 的正常含量,需要定期供给。

3. **生理功能**

(1)构成辅酶:TPP 是多种酶的辅酶,参与两种主要的代谢反应:α-酮酸的氧化脱羧反应和磷酸戊糖途径的转酮醇反应,在体内能量代谢中具有重要作用。维生素 B_1 缺乏时,体内能量生成障碍,丙酮酸和乳酸堆积,对机体造成损伤,核酸、脂肪酸的合成代谢也会受到影响。

(2)促进胃肠蠕动:维生素 B_1 能影响乙酰胆碱的合成和分解。人体内的胆碱酯酶能使乙酰胆碱水解而失去活性,而维生素 B_1 是胆碱酯酶的抑制剂。缺乏维生素 B_1 时,由于对胆碱酯酶抑制减弱,乙酰胆碱分解加强;另外,缺乏维生素 B_1 时,乙酰辅酶 A 生成减少,也影响乙酰胆碱的合成。乙酰胆碱的减少会使人体胃肠道蠕动变慢,导致食欲不振、消化不良,故临床上常使用维生素 B_1 作为辅助消化药。

(3)影响神经-血管系统:维生素 B_1 有助于维持神经传导功能的正常。维生素 B_1 缺乏时,可引起多种神经炎症,比如老年人可发生脚气病。①干性脚气病:以多发性周围神经炎症状为主,表现为指(趾)端麻木、功能障碍、膝跳反射异常、垂足、垂腕等症状。②湿性脚气病:以水肿和心脏症状为主,表现为水肿、心悸、气喘、右心室扩大,严重者可出现心力衰竭。③混合性脚气病:既有神经炎,又有心力衰竭和水肿症状。

4. 参考摄入量与食物来源   维生素 B_1 是人体能量代谢,特别是糖代谢所必需的,故人体对硫胺素的需要量通常与摄取的能量有关,而且能量主要来源为碳水化合物时,维生素 B_1 的需要量最大。WHO 资料显示:每 1000kcal 能量中,维生素 B_1 含量少于 0.3mg 时可出现脚气病,以 0.5mg 较为安全。按中等体力活动推算,我国成人(包括老年人)维生素 B_1 的推荐摄入量为男性 1.4mg/d,女性 1.2mg/d。目前尚无从膳食或补充制剂中摄入过量维生素 B_1 引起不良作用的报道。

维生素 B_1 广泛存在于天然食物中,含量最为丰富的食物是葵花子仁、花生仁、瘦肉、大豆;其次是小米、玉米、大米等谷类食物;鱼类、蔬菜、水果含量不高。日常膳食中维生素 B_1 主要来自谷类,但多存于表皮和胚芽中。米面加工过于精细、淘米过于干净或烹调中加碱,均可使维生素 B_1 大量损失。部分食物的维生素 B_1 含量见表 1-18。

表 1-18   部分食物的维生素 B_1 含量(mg/100g)

食物	维生素 B_1	食物	维生素 B_1	食物	维生素 B_1
葵花子仁	1.89	玉米(鲜)	0.16	大白菜	0.04
花生仁	0.72	鸡蛋	0.11	河虾	0.04
瘦猪肉	0.54	苹果	0.06	鲈鱼	0.03
大豆	0.41	红萝卜	0.05	梨	0.03
小米	0.33	鸡肉	0.05	带鱼	0.02
小麦粉	0.28	红薯(红心)	0.04	冬瓜	0.02
猪肝	0.21	馒头	0.04	茄子	0.02

(二)维生素 B_2

1. 结构与性质   维生素 B_2 是 7,8-二甲基异咯嗪与核糖醇的化合物,因甲基异咯嗪呈黄色,故又称为核黄素。维生素 B_2 呈黄色粉末状结晶,微溶于水,在中性或酸性溶液中加热稳定,但遇碱易被破坏。游离型维生素 B_2 对光敏感,可被紫外线分解而失活,故维生素 B_2 必须避光保存。

2. 吸收与代谢   食物中的大部分维生素 B_2 以黄素单核苷酸和黄素腺嘌呤二核苷酸

辅酶形式和蛋白质结合,在消化酶作用下,转变为游离型维生素 B_2,在小肠上部被主动吸收。胃酸和胆盐有利于维生素 B_2 的释放与吸收,但茶碱、乙醇、咖啡因以及某些金属离子如铜、锌、铁离子可干扰其吸收。维生素 B_2 主要以游离形式通过尿液排出体外,汗液中亦能少量排出,因此每日必须从膳食中补充一定量的维生素 B_2。

3. 生理功能　维生素 B_2 主要以辅酶形式参与体内的物质和能量代谢,比如参与呼吸链能量的产生、氨基酸和脂类的氧化、嘌呤碱转化为尿酸的过程、芳香族化合物的羟化、蛋白质与某些激素的合成等。维生素 B_2 还参与铁的转运、储存和动员,以及叶酸、吡多醛、烟酸的代谢等。

机体缺乏维生素 B_2 时,体内代谢障碍,口、眼和外生殖器部位常发生炎症,表现为唇炎、舌炎、口角炎(图 1-4)、眼结膜炎和阴囊炎等。另外,研究表明,补充维生素 B_2 对防治缺铁性贫血有重要意义。

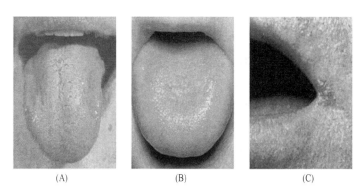

(A)　　　　　　　(B)　　　　　　　(C)

图 1-4　维生素 B_2 缺乏导致的疾病

A. 正常舌表面粗糙,有凸起;B. 维生素 B_2 缺乏导致舌表面光滑、肿胀;

C. 维生素 B_2 缺乏导致口角炎、溃疡

4. 参考摄入量与食物来源　维生素 B_2 的需要量与能量需要量以及蛋白质的摄入量等有关。能量消耗增加、高蛋白质饮食都会增加维生素 B_2 的需要量。中国营养学会建议我国成人(包括老年人)维生素 B_2 的推荐摄入量为男性 1.4mg/d,女性 1.2mg/d。

富含维生素 B_2 的食物有动物内脏(以肝、肾、心肌含量最高)、奶类及其制品、蛋类、肉类,其次是绿色蔬菜、大豆类,其他植物性食物含量较低。

(三)烟酸

1. 结构与性质　烟酸又称维生素 B_5、维生素 PP、尼克酸、抗癞皮病因子。烟酸呈白色针状结晶,是最稳定的一种维生素,在光、酸、碱、加热环境下不易被破坏,一般烹调加工过程中损失很少。但易溶于水,洗涤时会随水流失。

2. 吸收与代谢　烟酸主要是以辅酶的形式存在于食物中,经消化后释放烟酰胺,并在小肠黏膜主动吸收。吸收后以烟酸的形式进入肝脏。哺乳动物的肝、肾等组织中,色氨酸亦能转换成烟酸,但是个体差异很大。色氨酸转化为烟酸的效率受到各种营养素的影响,比如维生素 B_6、维生素 B_2 和铁缺乏时,其转化变慢。

烟酸存在于所有细胞中,仅少量可在体内储存,过量的烟酸大部分经甲基化从尿中排出,也有少量烟酸和烟酰胺直接经尿液排出,或随汗液排出。

3. 生理功能

(1)参与体内能量代谢和物质代谢:烟酸在体内构成脱氢辅酶Ⅰ(烟酰胺腺嘌呤二核苷酸,nicotinamide adenine dinucleotide,NAD)和脱氢辅酶Ⅱ(烟酰胺腺嘌呤二核苷酸磷酸,nicotinamide adenine dinucleotide phosphate,NADP),参与呼吸链组成和葡萄糖酵解、三羧酸循环、脂肪酸氧化、酮体生成、氨基酸代谢等过程。NAD 还参与蛋白质核糖基化过程,与 DNA 复制、修复和细胞分化有关。NADP 在维生素 B_6、泛酸和生物素存在下还参与脂肪酸、胆固醇以及类固醇激素等的生物合成。

(2)调节葡萄糖代谢:烟酸是葡萄糖耐量因子的组成成分,具有增加葡萄糖的利用率以及促使葡萄糖转化为脂肪的作用。

(3)调节血脂,保护心血管:药理剂量的烟酸还能降低血甘油三酯、总胆固醇、低密度脂蛋白胆固醇水平,并升高高密度脂蛋白胆固醇水平,有利于改善心血管功能,减少非致命性心肌梗死的复发率。

4. 参考摄入量与食物来源 烟酸的需要量与能量的需要量呈正比,能量消耗增加时,烟酸需要量也增多。由于色氨酸在体内能转换成烟酸,平均 60mg 色氨酸生成 1mg 烟酸,因此推荐摄入量以烟酸当量(NE)表示:

$$烟酸当量(mg NE)=烟酸(mg NE)+1/60 色氨酸(mg)$$

中国营养学会推荐我国老年人的膳食烟酸参考摄入量略低于其他年龄段成人,其中65～80 岁男性为14mg NE/d,女性为11mg NE/d,80 岁以上男性为13mg NE/d,女性为 10mg NE/d。

烟酸缺乏可以引起癞皮病(或称为糙皮病),其典型症状为皮炎(dermatitis)、腹泻(diarrhea)、痴呆(dementia),即所谓 3D 症状,其中以皮肤症状最为突出,多为分布于身体暴露和易受摩擦部位的对称性皮炎。

烟酸广泛存在于动植物性食物中,动物性食物以烟酰胺为主,良好的食物来源包括动物肝、肾、瘦肉、鱼和含有丰富色氨酸的奶类、蛋类。植物性食物以烟酸为主,坚果、全谷物食物以及绿叶蔬菜也含量较多。玉米中色氨酸含量少,且以结合型为主,不能被人体吸收和利用,因此以玉米为主食的地区相对容易发生癞皮病,但若用碱处理玉米,则可以使其水解成机体易于吸收的游离型烟酸。

(四)维生素 B₆

1.结构与性质 维生素 B_6 又称吡哆素或抗皮炎维生素,在体内有吡哆醇、吡哆醛、吡哆胺三种活性形式,均可被磷酸化并参与能量和多种物质代谢的重要过程。维生素 B_6 易溶于水和乙醇,在酸性溶液中稳定,但在碱性溶液中易被分解破坏,对光也很敏感。吡哆醛和吡哆胺不耐热,而吡哆醇较耐热。

2.吸收与代谢 食物中维生素 B_6 经消化酶作用水解后在小肠上部被动吸收。除了食物来源外,人体肠道内微生物也可以合成一部分维生素 B_6。维生素 B_6 在体内主要是以磷酸吡哆醛的形式与蛋白质结合而存在。大部分维生素 B_6 被氧化成吡哆酸,从尿液中排出,少量由粪便排出。

3.生理功能 维生素 B_6 在人体内被磷酸化后以磷酸吡哆醇、磷酸吡哆醛和磷酸吡哆胺辅酶的形式,参与氨基酸、糖原和脂肪酸代谢,参与造血,并能促进体内神经递质和抗体的合成以及维生素 B_{12}、铁、锌的吸收。有资料表明,高同型半胱氨酸血症被认为是血管疾病的危险因素,维生素 B_6 参与同型半胱氨酸向蛋氨酸的转化,可降低血浆同型半胱氨酸含量,降低发生心血管疾病的危险性。维生素 B_6 缺乏除了与高同型半胱氨酸血症有关外,还易引起脂溢性皮炎、贫血、癫痫样惊厥、精神抑郁、脂肪肝等。

4.参考摄入量与食物来源 人体对维生素 B_6 的需要量受各种因素的影响,如蛋白质摄入量、不同生理情况等。中国营养学会推荐我国老年人的维生素 B_6 参考摄入量为1.6mg/d。高蛋白饮食、服用异烟肼者,维生素 B_6 应适当补充。

维生素 B_6 广泛存在于各种食物中,干果、鱼肉、禽肉中含量最高,其次为动物肝脏、豆类,蔬菜、水果中含量较低。

(五)维生素 B₁₂

1.结构与性质 维生素 B_{12} 又称钴胺素,是一组含钴的类咕啉化合物,可预防和治疗由内因子缺乏引起的恶性贫血。

维生素 B_{12} 为红色结晶,可溶于水,遇强光或紫外线易被破坏。在弱酸条件下稳定,在强酸或碱性溶液中易分解,遇热可有一定程度的破坏,但快速高温消毒损失较小。此外,还易受重金属、强氧化剂或还原剂作用而被破坏,因此大量维生素 C 摄入会破坏维生素 B_{12}。

2.吸收与代谢 食物中的维生素 B_{12} 与蛋白质结合,在胃酸及消化酶的作用下,维生素 B_{12} 被释放,并与胃黏膜细胞分泌的内因子结合,形成 B_{12}-内因子复合物,并在回肠被吸收。

人体内维生素 B_{12} 的储存量很少,主要在肝脏。维生素 B_{12} 的肝肠循环对其重复利用十分重要,在正常情况下约有一半可被重吸收,每日丢失量也很少。因此,一般不会出现

维生素 B_{12} 缺乏症状;但当胃、肠、胰、肝等脏器病变时,容易发生维生素 B_{12} 缺乏。

3. 生理功能　维生素 B_{12} 在体内以甲基 B_{12} 和辅酶 B_{12} 这两种辅酶形式存在并发挥生理功能:①作为蛋氨酸合成酶的辅酶,参与同型半胱氨酸甲基化转变为蛋氨酸的过程,维生素 B_{12} 缺乏会造成巨幼红细胞贫血和高同型半胱氨酸血症。②作为甲基丙二酰辅酶 A 异构酶的辅酶,参与甲基丙二酸-琥珀酸的异构化反应。此反应与神经髓鞘物质代谢密切相关,维生素 B_{12} 缺乏时表现出神经系统症状。

4. 参考摄入量与食物来源　中国营养学会推荐我国成人(包括老年人)维生素 B_{12} 的参考摄入量是 $2.4\mu g/d$。膳食中的维生素 B_{12} 主要来源于动物性食物,如动物内脏、畜禽类、鱼类、蛋类,奶类及其制品含量较少,植物性食物中基本不含维生素 B_{12}。维生素 B_{12} 缺乏并不罕见,素食者、老年人都是维生素 B_{12} 缺乏的高危人群。维生素 B_{12} 对老年人健康的影响应引起重视。

(六)叶酸

1. 结构与性质　叶酸最初是从菠菜叶中提取得到的,故被命名为叶酸。叶酸是由蝶啶、对氨基苯甲酸和谷氨酸等组成的化合物,化学名称为蝶酰谷氨酸,在体内以四氢叶酸的形式起作用。叶酸为黄色结晶粉末,微溶于水,不溶于乙醇,其钠盐易溶解。叶酸对热、光线、酸性溶液不稳定,在碱性和中性溶液中对热稳定。食物烹调后叶酸损失率可达 $50\%\sim90\%$。

2. 吸收与代谢　叶酸在肠道吸收后,经门静脉进入肝脏,在酶的作用下,转变为具有活性的四氢叶酸。四氢叶酸是体内转移"一碳基团"的载体,是 DNA 合成过程中必需的物质。肝脏是叶酸的主要储存部位,肝脏每日释放 0.1mg 叶酸至血液,以维持血清叶酸的水平。叶酸由尿及胆汁排出。

维生素 C 与葡萄糖可促进叶酸的吸收,锌对于游离叶酸的吸收也起着重要的作用。但是饮酒、服用某些药物(如抗惊厥药物、阿司匹林等)可干扰叶酸的吸收。

3. 生理功能　在体内,叶酸以四氢叶酸的形式发挥以下生理作用:①机体细胞分裂所必需的物质。四氢叶酸在体内参与嘌呤核苷酸和嘧啶核苷酸的合成与转化,在合成 DNA、RNA 上扮演重要的角色。叶酸还参与 DNA 甲基化,从而影响基因表达。②与维生素 B_{12} 共同作用。参与氨基酸之间的相互转化,参与同型半胱氨酸代谢,并在血红蛋白和其他重要的甲基化合物的合成过程中起着重要的作用。能促进红细胞的生成和成熟,是制造红细胞不可缺少的物质。和维生素 B_{12} 一样,叶酸缺乏同样会造成高同型半胱氨酸血症和巨幼红细胞贫血。

4. 参考摄入量与食物来源　叶酸的摄入量通常以膳食叶酸当量(dietary folate equivalent,DEF)为单位来表示。我国老年人的叶酸推荐摄入量为 $400\mu g$ DEF/d。

叶酸广泛存在于动植物性食物中,尤以酵母、肝脏、豆类、坚果、绿叶蔬菜、黄叶蔬菜和水果中含量较多。肉类、蛋类、谷类中叶酸含量也很多。但是食物长时间储存或烹饪加工可使叶酸大量损失。摄入较多天然食物中的叶酸不会导致中毒,但长期大剂量摄入合成叶酸可能会引起毒副反应。

(七)维生素 C

1. 结构与性质 维生素 C 又称抗坏血酸。维生素 C 呈白色结晶,易溶于水,在弱酸条件下较稳定,遇碱、热、氧易被破坏。加热烹调处理、太阳直射、浸水等,都会让蔬菜中的维生素 C 大幅度减少。黄瓜、白菜等食物中的氧化酶或炊具和餐具中的 Cu^{2+}、Fe^{3+} 可加速其氧化破坏。血浆中维生素 C 主要以还原形式存在,还原型和氧化型比值为15∶1。

2. 吸收与代谢 食物中的维生素 C 在人体小肠上段被吸收,其吸收率与摄入量呈反比。吸收后的维生素 C 迅速通过血液循环分布在不同组织器官中。维生素 C 及其代谢产物主要由尿排出,且尿中的排出量与摄入量、体内储存量和肾功能等有关,如摄入量很少,尿中可无维生素 C 排出,而摄入量大时,大部分经尿中排出。

3. 生理功能

(1)促进胶原形成:在合成胶原蛋白的羟化反应中,维生素 C 是羟化酶保持活性所必需的辅助因子。维生素 C 缺乏时,胶原合成障碍,容易导致皮肤出血、牙龈萎缩(图 1-5)。

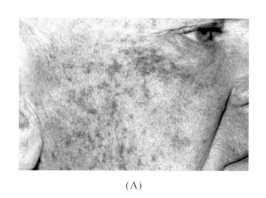
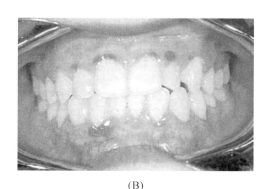

(A)   (B)

图 1-5 维生素 C 缺乏导致的疾病

A.维生素 C 缺乏导致皮肤出血;B.维生素 C 缺乏导致牙龈萎缩

(2)促进胆固醇代谢:胆固醇转化为胆汁酸的过程中需要维生素 C 的参与。维生素 C 缺乏时,胆固醇转化为胆汁酸的过程受限,血胆固醇升高,容易引起动脉粥样硬化。

(3)促进药物或毒物代谢:维生素 C 能使反应酶的活性升高,加快药物或毒物的解毒作用。

(4)促进神经递质合成:维生素 C 参与羟化酶作用,维生素 C 缺乏时,神经递质的合成受到影响。

(5)抗氧化作用:维生素 C 是一种水溶性、强有力的抗氧化剂,可以保护其他抗氧化剂,如维生素 A、维生素 E、不饱和脂肪酸,参与清除自由基。维生素 C 可以将三价铁还原成二价铁,促进肠道对铁的吸收,提高肝脏对铁的利用率,有助于防治缺铁性贫血。维生素 C 还能促使叶酸还原成四氢叶酸,对巨幼红细胞性贫血有一定疗效。维生素 C 还能够使双硫键($-S-S-$)还原为$-SH$,以维持巯基酶($-SH$)活性,发挥抗氧化的作用。

(6)其他:维生素 C 可抑制亚硝胺合成,预防癌症;体内高浓度的维生素 C 有助于胱氨酸还原成半胱氨酸,促进抗体形成。

4.参考摄入量与食物来源　在我国,蔬菜往往经长时间的炒、熬、炖等烹饪过程,维生素 C 损失较多。目前,中国营养学会推荐我国居民(包括老年人)维生素 C 的参考摄入量为 100mg/d。

维生素 C 摄入严重不足可致维生素 C 缺乏症,早期表现有疲劳、倦怠、皮肤出现瘀点或瘀斑、毛囊过度角化,其中毛囊周围轮状出血具有特异性,常出现在臀部和下肢。继而出现牙龈肿胀出血,球结膜出血,机体抵抗力下降,伤口愈合迟缓,关节疼痛及关节腔积液,同时也可伴有轻度贫血以及多疑、抑郁等神经症状。维生素 C 毒性很低,但一次口服数克可能会出现腹泻、腹胀,同时会使尿中尿酸盐排出量增加,可能会致泌尿道结石。

维生素 C 主要来源于深色的新鲜蔬菜和水果,如柑橘(绿色、红色、黄色)、鲜枣、猕猴桃、草莓、菠菜、辣椒、番茄等。在动物性食物中,动物的肝、肾,以及肉、鱼、蛋、奶类含少量维生素 C。部分食物的维生素 C 含量详见表 1-19。

表 1-19　部分食物的维生素 C 含量(mg/100g)

食物	维生素 C	食物	维生素 C	食物	维生素 C	食物	维生素 C
酸枣	900	花椰菜	61	荔枝	41	韭菜	24
鲜枣	243	苦瓜	56	卷心菜	40	柠檬	22
黑加仑	181	山楂	53	金橘	35	芦柑	19
红辣椒	144	西兰花	51	蒜苗	35	菠萝	18
苜蓿	118	草莓	47	橙子	33	黄瓜	9
芥蓝	76	青菜	45	菠菜	32	香蕉	8
灯笼椒	72	藕	44	柿子	30	梨	6
豌豆苗	67	桂圆	43	毛豆	27	苹果	3
猕猴桃	62	木瓜	43	葡萄	25	牛奶	1

第六节　矿　物　质

一、概　述

(一)常量元素与微量元素

矿物质又称无机盐,是人体内除碳、氢、氧、氮及其所构成的蛋白质、脂类、碳水化合物等有机化合物以外的无机物的总称。根据体内含量和膳食中的需要量,分为常量元素和微量元素两大类。

1.常量元素　常量元素是指人体内含量较多、大于体重 0.01% 的各种元素,约占矿物质总量的 60%～80%,每日膳食需要量在 100mg 以上,故也称为宏量元素。按照在人体内含量多少排列,依次为钙、磷、钾、钠、硫、氯、镁。

2.微量元素　微量元素是指存在数量极少,在人体内含量少于体重的 0.01%,主要有铁、碘、锌、硒、铜、锰、钼、钴、铬、锡、钒、硅、镍、氟等。1990 年,WHO/FAO 将微量元素重新分为三类:铁、铜、碘、锌、硒、钼、钴、铬 8 种为人体必需的微量元素;锰、镍、硅、矾、硼 5 种为人体可能必需的微量元素;氟、铅、镉、汞、砷、铝、锂、锡是具有潜在毒性的,但低剂量时可能为人体必需的微量元素。

(二)矿物质的特点

各种常量元素与微量元素在人体内的总量不及体重的 5%,不能提供能量,体内不能合成,必须从食物和饮用水中摄取,除排泄外也不能在体内代谢过程中消失。矿物质在体内分布不均匀,例如钙、磷、镁绝大部分在骨骼和牙齿,铁主要在红细胞中,碘在甲状腺中浓度高。人体内矿物质的营养状况常受到地理环境和膳食习惯的影响,我国居民相对容易缺乏的是钙、铁、锌,由于地理环境影响导致的最典型的是地方性缺碘和缺硒。必需微量元素的生理作用浓度和中毒剂量间距很小,故必需元素在摄入过量时都会引起中毒。

(三)矿物质的生理功能

1.构成人体组织的成分　如钙、磷、镁是构成骨骼、牙齿的主要原料,铁是血红蛋白的组成成分。

2.维持神经肌肉的兴奋性和调节细胞膜通透性 钾、钠、钙、镁是维持神经肌肉兴奋性和细胞膜通透性的必要条件。钾、钠、氯与蛋白质相互之间协同作用可以维持细胞正常渗透压并储留一定量的水分。

3.激素、维生素、蛋白质和多种酶类的构成成分 钙是凝血酶的活化剂;锌是多种酶的组成成分;碘是组成人体甲状腺激素的重要成分。

二、重要矿物质的营养学意义和食物来源

(一)钙

1.概述 钙是人体内含量最多的一种无机元素,正常成人体内含钙总量为1200g,约占体重的2%,其中99%的钙以羟磷灰石的形式集中于骨骼、牙齿;剩余1%的钙以离子状态或与柠檬酸螯合、与蛋白质结合的状态分布在软组织、细胞外液和血液中,称为混溶钙池。当膳食缺钙或机体发生钙丢失时,骨中的钙不断地从破骨细胞中释放出来进入混溶钙池;混溶钙池的钙也会不断地沉积于成骨细胞。

钙主要在小肠吸收。维生素D是促进钙吸收的重要因素,乳糖及适量的蛋白质也有利于钙的吸收。但膳食中的植酸、草酸、磷酸、未被吸收的脂肪酸、膳食纤维或者长期服用抗酸药、四环素等,均可干扰钙的吸收。钙的吸收还与膳食中钙的含量、年龄等有关,钙摄入量越大、年龄越大,吸收率越低,老年人钙的吸收率仅有15%左右。

2.生理功能

(1)构成骨骼和牙齿:人体骨骼和牙齿的主要成分是钙的磷酸盐。骨骼中的钙与混溶钙池维持着动态平衡,但40～50岁以后,骨吸收大于骨生成,骨中钙含量下降。女性停经后因雌激素水平下降,骨组织中钙含量明显降低,更容易引起骨质疏松症。

(2)维持神经肌肉的正常活动:钙离子能维持神经肌肉的正常生理活动,包括神经肌肉的兴奋性、神经冲动的传导、心脏的搏动等。当血清钙浓度下降时,神经肌肉兴奋性升高,可引起抽搐、惊厥。若血清钙浓度过高,则可引起心力衰竭和呼吸衰竭。

(3)其他功能:钙离子参与调节生物膜的完整性和通透性,对细胞功能的维持、酶的激活都有重要作用,比如脂肪酶、蛋白质分解酶等都需要钙的激活。细胞内钙离子还参与调节多种激素和神经递质的释放,介导激素的作用。钙还参与血液凝固、血压调节等生理过程。

3.参考摄入量与食物来源 中国营养学会建议我国老年人的钙参考摄入量为1000mg/d,可耐受最高摄入量为2000mg/d。从食物中摄取钙时,应考虑钙含量及其利用率。奶与奶制品是膳食钙的最理想来源,鲜奶钙含量约为1000～1200mg/L,而且吸

收率也高。大豆及其制品也是很好的来源;小虾米、贝类、鱼、海带、坚果、部分深绿色蔬菜钙含量也较高。骨头汤中游离钙的含量很有限,加醋后钙增加也很少,不建议作为补钙食物。部分食物的钙含量见表1-20。需要指出的是,现有证据更倾向于认为,即使老年人增加膳食钙摄入或者补充钙剂,其骨密度增加也是小量且不可持续的,不太可能有效预防骨折。

表 1-20　部分食物的钙含量(mg/100g)

食物	钙	食物	钙	食物	钙	食物	钙
虾皮	991	草虾	403	杏仁(原味)	248	油菜心	156
榛子(炒)	815	银耳(干)	369	黑木耳(干)	247	扇贝	142
奶酪	799	海带(干)	348	黑大豆	224	鲜牛奶	104
芝麻(黑)	780	豆腐干	308	海蟹	208	西兰花	67
苜蓿	713	泥鳅	299	黄豆	191	鸡蛋	56
全脂奶粉	676	花生仁(炒)	284	香菜	170	米饭	7
虾米	555	紫菜(干)	264	豆腐	164	苹果	4

(二)磷

1.概述　磷是人体内含量仅次于钙的无机元素,成人体内约含有600～700g磷,约为体重的1%。体内85%的磷与钙结合,存在于牙齿和骨骼中,其余分布在全身各组织和体液中(其中一半存在于肌肉组织)。磷与钙关系密切,两者的吸收、代谢均受到维生素D、甲状旁腺素、降钙素的调节,钙或磷体内含量过多或者不足都会影响另一个元素的正常利用。

2.生理功能

(1)骨骼、牙齿和软组织的构成成分:主要以无机磷酸盐的形式存在于骨骼和牙齿中。在骨的形成中,钙与磷之比为2:1,磷的重要性与钙盐类似。

(2)参与能量的储存和释放:磷参与三磷酸腺苷(ATP)、磷酸肌酸的构成,对能量的储存和释放起重要作用。

(3)参与酶的组成:磷是体内许多辅酶的重要组成部分,如磷酸吡哆醛、硫胺素焦磷酸酯等都含有磷。

(4)参与物质代谢:蛋白质、脂肪、碳水化合物的代谢需要磷的参与,很多反应须经磷酸化后才能继续。

(5)调节酸碱平衡:磷酸盐在维持体液酸碱平衡上起着缓冲作用,并参与调节维生素

D 的代谢过程。

3.参考摄入量与食物来源　中国营养学会建议我国 65～80 岁老年人磷的参考摄入量为 700mg/d,80 岁以上老年人为 670mg/d,可耐受最高摄入量为 3000mg/d。同时磷的摄入量应与钙保持 1：1.2～1：1.5 的比例。磷的来源很广泛,一般膳食中不会缺乏。肉、鱼、蛋、坚果、豆类等均是磷的很好食物来源。

(三)钾

1.概述　人体内的钾约为无机盐质量的 5%。与钠相反,钾主要存在于细胞内,细胞内钾浓度约为细胞外的 25～35 倍。血清钾的正常浓度为 3.5～5.0mmol/L。钾的排泄主要是经肾由尿中排出。临床上需注意避免低钾血症和高钾血症的发生。

2.生理功能

(1)参与细胞的新陈代谢和酶促反应:比如,葡萄糖和氨基酸经过细胞膜进入细胞并合成糖原和蛋白质的过程,必须有一定量的钾参与,ATP 的生成也需要钾。

(2)维持渗透压和酸碱平衡:钾是细胞内液中的主要阳离子,与细胞外液中的钠离子共同维持细胞内渗透压,并调节酸碱平衡。

(3)维持神经肌肉的应激性:钾与钠、钙、镁协同维持神经、肌肉的应激性和正常功能,心肌细胞内外适宜的钾浓度与心肌的兴奋性、传导性和自律性密切相关,钾不足或过量均会导致心律失常。另外,流行病学研究发现,钾的摄入量与高血压在一定范围内呈负相关。

3.参考摄入量与食物来源　中国营养学会建议我国成人(包括老年人)钾的适宜摄入量为 2000mg/d。钾的食物来源广泛,蔬菜、水果是钾的最好来源。富含钾的食物有扁豆、蚕豆、黄豆、冬菇、竹笋、紫菜、黑木耳等。

(四)镁

1.概述　成人体内约含镁 20～28g,其中 60%～65% 在骨骼和牙齿中,27% 在软组织中。镁主要分布于细胞内,细胞外液中镁含量不超过 1%。镁主要在小肠吸收。镁的摄入量以及膳食中的钙、乳糖、植酸、草酸、磷酸等均能影响镁的吸收。镁的排泄主要由尿液排出,肾脏对体内镁浓度有调节作用。

2.生理功能

(1)酶的激活剂:镁是 300 多种酶促反应的激活剂,参与体内的代谢活动。

(2)调节神经肌肉兴奋性:镁与钙对神经肌肉的作用相同。血中镁和钙浓度过低时,神经肌肉兴奋性均增高,反之,浓度过高则有镇静作用。

(3)促进骨骼生长:镁对骨骼的生长和功能均有一定的促进作用,是维持骨细胞结构和功能必需的元素。血清镁含量极低时,甲状旁腺功能低下,可引起低钙血症。

(4)维护肠道功能:硫酸镁溶液可促使胆囊排空,具有利胆作用。碱性镁盐可中和胃酸。镁离子在肠道中吸收慢,促使水分滞留,具有导泻作用。低浓度镁可减少肠壁张力和蠕动,有解痉作用。

3. 参考摄入量与食物来源 中国营养学会建议我国 65~80 岁老年人镁的参考摄入量为 320mg/d,80 岁以上老年人为 310mg/d。镁的主要来源是植物性食物,比如绿叶蔬菜、粗粮、坚果。淀粉类和动物性食物(如肉类、奶类)中镁含量较少。镁也可以从水中少量获得。

(五)铁

1. 概述 铁是人体中含量最多的微量元素,健康成人体内含铁约 4~5g,其中 60%~70% 为功能性铁,存在于血红蛋白、肌红蛋白、含铁酶类、辅助因子及运铁载体中,25%~30% 为储存铁,以铁蛋白、含铁血黄素的形式存在于肝、脾和骨髓中。

铁主要以二价铁的形式在十二指肠和空肠上段被吸收。食物中的铁有血红素铁和非血红素铁两种形式。血红素铁主要存在于各种动物性食物中,直接被肠黏膜上皮细胞吸收,其吸收率为 15%~35%。而植物性食物中主要含非血红素铁,吸收率仅为 1%~10%。膳食中的磷酸盐、植酸、草酸、鞣酸、浓茶、咖啡、碱性药物、慢性腹泻、高磷低钙等都会影响非血红素铁的吸收。维生素 C、某些单糖、有机酸可促进铁的吸收。

铁在体内代谢过程中,可被机体反复利用,绝对丢失量很少,主要通过肠道排出。体内缺铁时,铁的消耗分为三阶段:第一阶段"铁减少期",体内储存铁减少,血清铁浓度下降,无临床症状;第二阶段"红细胞生成缺铁期",血清铁浓度下降,运铁蛋白浓度降低,血红蛋白浓度尚未降至贫血标准,处于亚临床状态;第三阶段"缺铁性贫血期",血红蛋白和血细胞比容下降,开始出现面色苍白、头晕、气短、乏力、心悸、注意力不集中、食欲下降、恶心等临床症状。

2. 生理功能

(1)参与体内氧的运输和组织呼吸过程:铁是血红蛋白、肌红蛋白以及某些呼吸酶的构成物质,参与体内氧和二氧化碳的运输、交换和组织呼吸过程。

(2)维持正常的造血功能:铁与红细胞的形成和成熟有关。铁在骨髓造血组织中,与原卟啉、珠蛋白结合形成血红蛋白,当机体缺铁时,血红蛋白合成不足,导致缺铁性贫血。

(3)参与其他重要功能:抗体的产生、β-胡萝卜素转化为维生素 A 的过程以及药物在肝脏的解毒等均需要铁的参与。

3. 参考摄入量与食物来源 中国营养学会建议我国老年人铁的推荐摄入量为 12mg/d,可耐受最高摄入量为 42mg/d。一般情况下,膳食摄入不会引起铁过量,但是长期大量服用铁剂或高铁食物、多次反复大量输血,可造成铁在肝脏内大量沉积,发生血色病。受害最明显的是心血管系统,因为铁可通过促进自由基的生成、过氧化反应,导致动脉粥样硬化的形成。此外,含大量铁的肝细胞易被乙型肝炎病毒感染,导致肝硬化。食物中的铁主要来源于动物性食物,如动物肝、全血、畜禽肉类、鱼类。牛奶及其制品和大部分的植物性食物含铁量不高且吸收利用率较低。部分食物的铁含量见表1-21。

表1-21　部分食物的铁含量(mg/100g)

食物	铁	食物	铁	食物	铁
黑木耳	97.4	豆腐皮	13.9	鸡蛋黄	6.5
紫菜(干)	54.9	虾米(海米)	11.0	羊肉(瘦)	3.9
蛏子	33.6	香菇(干)	10.5	毛豆	3.5
鸭血(白鸭)	30.5	葡萄干	9.1	花生	3.4
黑芝麻	22.7	猪血	8.7	瘦猪肉	3.0
猪肝	22.6	黄豆	8.2	菠菜	2.9
扁豆	19.2	虾皮	6.7	牛奶(x̄)	0.3

(六)碘

1. 概述　人体内含碘量约为20～50mg,以甲状腺含碘最多,约为8～15mg。人体碘80%～90%来自食物,10%～20%由水提供。食物中的碘一般在3h可被完全吸收,并迅速转运至血液,与血液中蛋白质结合,遍布各组织中。甲状腺摄取和浓缩碘的能力最强,碘在甲状腺以甲状腺激素和其他碘化物的形式储存。体内的碘主要经肾脏排泄。

2. 生理功能　碘是合成甲状腺激素的重要成分,故其生理作用主要也是通过甲状腺激素的作用表现出来。甲状腺激素在人体内分泌代谢调节上起着非常重要的作用。

(1)促进生物氧化,维持正常代谢:碘能活化许多重要的酶,促进三羧酸循环的生物氧化,协调生物氧化和磷酸化的偶联,促进物质的分解代谢,增加耗氧量,产生能量,在蛋白质、脂肪、糖代谢以及水盐代谢过程中均有重要意义。

(2)促进维生素的吸收和利用:甲状腺素可以加快胡萝卜素转化成维生素A的速度、促进烟酸的吸收和利用。

老年人缺碘会发生甲状腺功能减退症(简称甲减),表现为记忆力减退、思维迟钝、情绪低落、怕冷、体重增加等症状,因这些症状与衰老表现相似,很容易漏诊、误诊,应加以重视,及时诊断、治疗。

碘摄入过多,体内合成甲状腺激素过多,也可能会导致甲状腺功能亢进症(简称甲亢),表现为易激动、烦躁不安、心悸、怕热多汗、食欲亢进、消瘦、大便次数增加、突眼、甲状腺肿大等。甲减和甲亢的患者都可有甲状腺肿(图 1-6),但老年患者的表现可不典型,比如很多老年甲亢患者的高代谢综合征、眼征、甲状腺肿都不明显,主要表现为明显消瘦、心悸、乏力、头晕、腹泻等,称为淡漠型甲亢。

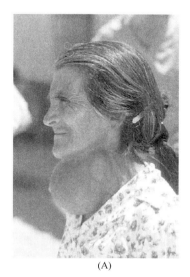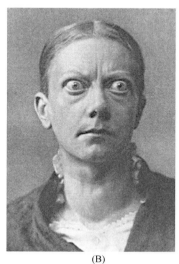

(A)　　　　　　　　　　　(B)

图 1-6　与碘有关的疾病
A.碘缺乏导致甲状腺肿大;B.甲状腺功能亢进症

3.**参考摄入量与食物来源**　环境和个体因素均能影响碘的需要量。不同地区的食物含碘量有差异,个体膳食习惯也不同,某些食物如萝卜、黄豆等含有可引起碘需要量增加的致甲状腺肿物质。因此,不同地区、不同个体碘的需要量也有差异,很难得出统一的适宜需要量。作为一般参考,中国营养学会建议我国成人(包括老年人)碘的参考摄入量为 $120\mu g/d$,可耐受最高摄入量为 $600\mu g/d$。

海盐和海产品含碘丰富,是碘的良好食物来源。含碘丰富的海产品有海带、紫菜、海鱼、虾皮、蚶干、蛤干、淡菜、海参、海蜇、带鱼等。在缺碘地区补充强化碘的食物是预防地方性甲状腺肿的最好途径,其中强化碘盐是世界上大多数国家采用的最广泛且效果最好的补碘方式。近年来,我国居民甲状腺疾病发病率增加,怀疑与碘摄入过量有关。2011 年卫生部公布食品安全国家标准《食用盐碘含量》。标准明确,食用盐产品(碘盐)中碘含量平均水平为 $20\sim30mg/kg$,而且允许在该标准的 $\pm30\%$ 范围内波动。各省、自治区、直辖市人民政府卫生行政部门应在规定的范围内,根据当地人群实际碘营养水平,选择适合本地情况的食用盐碘含量平均水平。部分食物的碘含量见表 1-22。

表 1-22　部分食物的碘含量(μg/100g)

食物	碘	食物	碘	食物	碘
海带(干)	36240.0	虾米(海米)	82.5	黄豆	9.7
紫菜	4323.0	豆腐干	46.2	青椒	9.6
贻贝	346.0	鸡蛋	27.2	带鱼	5.5
海杂鱼(咸)	295.9	猪肝(卤)	16.4	小米	3.7
虾皮	264.5	鸡肉	12.4	大米	2.3
海带(鲜)	113.9	小白菜	10.0	酸奶	0.9

(七)锌

1.概述　成人体内约含锌 2~3g,微量元素中含量仅次于铁,主要分布于骨骼、皮肤和肌肉中。锌的吸收主要在十二指肠和空肠。植酸、鞣酸、钙、铁等可阻碍锌的吸收,蛋白质、维生素 D 可促进锌的吸收。锌主要由粪便排出。目前认为,锌与人体的生长发育、免疫功能、脂质代谢等有着密切关系。

2.生理功能

(1)酶的构成成分或激活剂:人体内约有 200 多种含锌金属酶,如超氧化物歧化酶、苹果酸脱氢酶、碱性磷酸酶、乳酸脱氢酶等,在参与组织呼吸、能量代谢及抗氧化过程中发挥了重要作用。DNA 聚合酶和 RNA 聚合酶等酶的活性发挥也需要锌。

(2)促进创口愈合:锌参与蛋白质和核酸的合成,细胞的生长、分裂和分化等过程,能促进组织再生。老年人手术后如缺锌,创口不易愈合,易感染。

(3)促进机体免疫功能:锌通过作用于中枢和外周的免疫器官,影响外周 T 淋巴细胞的数量和活力,同时与免疫细胞的凋亡也有关。缺锌时,老年人机体免疫功能下降,容易患各种疾病,且不易康复。

(4)合成味觉素:锌与唾液蛋白结合形成味觉素,维持味蕾的正常结构和功能。缺锌会引起食欲不振、味觉减退。

(5)其他:锌参与细胞膜结构的组成,维持细胞膜的稳定,并对细胞内外各种代谢活动起调节作用;锌作为维生素 A 还原酶的组成部分,参与维生素 A 的合成和利用。

3.参考摄入量与食物来源　中国营养学会建议我国成人(包括老年人)锌的推荐摄入量为男性 12.5mg/d,女性 7.5mg/d,可耐受最高摄入量均为 40mg/d。老年人缺锌常表现为食欲不振、免疫力下降、记忆力减退、创伤愈合不良等症状。一般来说,锌的主要来源是动物性食物,如贝壳类海产品、红色肉类、动物内脏。植物性食物含锌量偏低,谷类食物还受加工影响,加工越精细,锌的损失越多。

(八)硒

1.概述　硒是人体必需的微量元素之一，人体内含硒总量约为 $14\sim20mg$。硒主要在小肠吸收，广泛分布于所有的组织和器官中，大部分经尿排出。人体内硒的水平常与地理环境、个人的饮食习惯有关。克山病是一种以心肌损害为特征的地方性疾病，其病因至今未明，但普遍认为缺硒是克山病的基本发病因素，研究也证明补硒可有效预防克山病的发生。硒还与肿瘤、心血管病有一定关系。

2.生理功能

(1)抗氧化作用：硒作为谷胱甘肽过氧化物酶的重要组成成分，在人和动物体内起抗氧化作用，防止过多的过氧化物损害机体新陈代谢，同时保护细胞膜和细胞，维持细胞正常功能。

(2)解毒作用：硒对金属有很强的亲和力，在体内硒与汞、镉、铅等金属结合形成金属硒蛋白复合物，促使金属排出体外而起到解毒作用。

(3)保护血管、维护心肌健康：硒对心肌纤维、小动脉及微血管的结构和功能均有重要作用，可保护血管和心肌健康，降低心血管病的发病率。体内硒缺乏容易导致克山病，表现为心脏扩大、心功能失代偿、心力衰竭、心源性休克、心律失常、心动过速或过缓等症状。

(4)其他：硒能刺激免疫球蛋白及抗体的产生，与机体的免疫系统关系密切；硒能减少视网膜的氧化损伤，从而保护视觉器官。硒对某些化学物有阻断效果，有抗肿瘤的作用。

3.参考摄入量与食物来源　中国营养学会建议我国成人(包括老年人)硒的推荐摄入量为 $60\mu g/d$，可耐受最高摄入量为 $400\mu g/d$。动物性食物(如肉类、肝、肾)及海产品是硒的良好来源。谷类和其他植物性食物的硒含量较依赖于土壤中的硒含量。我国不仅有低硒地带，也有高硒地区。

(九)铬

1.概述　铬在体内主要以三价铬的形式存在，广泛分布于人体组织中，但含量随年龄增长而下降，所以老年人较容易缺铬。铬主要在小肠吸收，但吸收率很低。铬代谢后大部分经肾脏排出。

2.生理功能

(1)加强胰岛素的作用：铬是葡萄糖耐量因子的重要组成成分，能协同胰岛素更好地发挥作用。研究发现，铬缺乏状态下胰岛素功能降低，可出现葡萄糖耐量异常或高血糖，而糖尿病患者补充铬后，葡萄糖耐量受损得到改善。

(2)预防动脉粥样硬化：铬与脂代谢密切相关。铬可降低血清胆固醇，升高高密度脂蛋白胆固醇,具有预防动脉粥样硬化的作用。

3.参考摄入量与食物来源 中国营养学会建议我国成人(包括老年人)铬的适宜摄入量为 $30\mu g/d$。老年人、糖尿病患者容易出现铬的缺乏,应引起重视。肉类、海产品、谷物、豆类、坚果类等都是铬很好的食物来源。奶类、蔬菜和水果中铬含量较少。谷类、食糖等食品经加工后铬含量也大大降低。

第七节　水

一、概　述

(一)水在体内的分布

水是由氢、氧两种元素组成的无机物,其化学式为 H_2O,常温常压下为无色无味的透明液体。水是人类生命活动所需的最基本营养素,也是机体中含量最多的组成成分,约占人体组成的 $50\%\sim80\%$。体内不同组织含水量不同,如肌肉组织含水量是脂肪组织的多倍。此外,随着年龄的增长,人体含水量也会逐渐下降。

(二)水的平衡

在正常情况下,水的摄入量与排出量保持一定的动态平衡。每天水的摄入量和排出量保持在 2500mL 左右。体内水分的来源包括饮水、固体食物中的水和代谢内生水三部分,其中代谢内生水包括蛋白质、脂肪、碳水化合物代谢时生成的水。人体内 60% 的水经肾脏排出,其余由肺、皮肤和粪便排出。一般成人每日水的摄入量和排出量见表 1-23。

表 1-23　一般成人每日水的摄入量和排出量(mL)

来源	摄入量	排出途径	排出量
饮水或饮料	1200	肾脏(尿)	1500
食物含水量	1000	皮肤(蒸发)	500
代谢内生水	300	肺(呼吸)	350
合计	2500	肠道(粪便)	150
		合计	2500

二、营养学意义

水虽然不能提供人体所需的能量,但却是体内各种生理功能的物质基础,对维持生命与健康具有特殊的意义。

(一)水的生理功能

1.细胞和体液的重要组成成分 水在体内广泛分布于细胞内和细胞外,其中细胞内液占总水量的2/3,细胞外液(血浆、组织液、淋巴液、脑脊液)占总水量的1/3。

2.调节体温 水具有比热大、蒸发热大及流动性大的特点,通过体液交换、血液循环,可使物质代谢产生的热量在体内得到迅速均匀的分布,并使体温不因环境温度的改变而有明显变化。在高温环境中,通过排汗、皮肤蒸发带走大量的热量,使体温保持恒定。

3.良好的溶剂 人体中的化学物质只有溶解在细胞内液或细胞外液中,才能获得流动性,从而使生命成为可能。无论是营养物质的吸收、转运,还是代谢产物的排出都需要溶解在水中以水作为载体才能进行,这关系到消化、吸收、代谢、分泌、排泄等重要生理过程。

4.反应剂 水作为反应剂直接参与体内多种化学反应,在反应中被分解以提供氢原子、氢离子、氧原子、氧离子、羟基、氢氧根离子等。大分子物质可以通过水解反应分解为小分子。

5.润滑作用 以水为基础的体液在机体各部位(如眼球、呼吸道、消化道及关节囊等)发挥着润滑剂的作用,比如唾液和食道中的黏液能使食物易于吞咽,关节腔内的滑液可使关节运动自如。

6.其他 体内除了能够自由流动的自由水,还有吸附和结合在有机固体物质上不参与代谢的结合水。结合水能使组织具有一定形态、硬度和弹性。另外,尽管水本身只有氢和氧两种元素,但日常饮用水和食品加工中的水可为机体提供大量矿物质。

(二)水不足或过多

水摄入不足或丢失过多会造成体内失水,缺水使细胞外液电解质浓度增加,形成高渗状态,导致细胞内“脱水”现象。失水量达到体重2%~4%时为轻度脱水,会出现口渴、尿少等症状;失水量达到体重4%~8%时为中度脱水,除了上述症状外,还会有全身乏力、心率加快、烦躁不安、眼窝下陷等表现;失水量达到体重8%~10%时为重度脱水,会出现精神及神经系统异常,高热、烦躁、神志不清。失水量超过体重10%,上述情况加重,甚至可引起死亡。水摄入量超过肾脏的排泄能力时,可引起水中毒,正常人比较少见,但患有肾病、肝病、充血性心力衰竭的老年人要注意。

三、参考摄入量与来源

水的需要量因个体年龄、劳动强度、膳食、疾病、气候等因素的不同而有差异。比如,在干燥炎热的环境中劳作、劳动强度大的时候需水量增加;甲状腺功能亢进症(简称甲亢)、糖尿病等患者水的需要量也增加。一般来说,老年人在温和气候条件下,轻度活动状态时每日应至少饮水 1200mL,并视情况酌情增加。

人体所需的水主要来源于三个方面:饮用水及饮料、食物中的水分、代谢水。饮用水及各种饮料是体内水的最主要来源。补充水分应以白开水或茶水为宜,不能以高糖饮料或碳酸饮料作为水的主要来源。饮水应主动、少量多次,不应在感到口渴时再喝水,特别是老年人口渴中枢比较迟钝,更应及时补充水分。也不宜短时间内饮用过多的水,因为胃对水的吸收速率有限,如果每小时饮水超过一定量,超出部分大部分很快被排出。酒精饮料、咖啡、茶虽然也是水的来源,但它们同时还具有利尿作用。

第八节 膳食纤维

一、概　述

(一)膳食纤维的分类

1970 年以前营养学中没有"膳食纤维"这个名词,而只有"粗纤维"一说。当时,营养学家认为粗纤维是对人体没有营养作用的一种非营养成分,吃多了会影响人体对食物中的营养素尤其是微量元素的吸收。然而通过近 20 年来的研究,人们发现膳食纤维与人体健康密切相关,它在预防人体的某些疾病方面起着重要作用,是膳食中不可缺少的成分,现被誉为第七大类营养素。

2010 年,WHO/FAO 发布了膳食纤维的定义:膳食纤维是指 10 个和 10 个以上聚合度的碳水化合物聚合物,且该物质不能被人体小肠内的酶水解,并对人体具有健康作用。由于膳食纤维定义关系到科学和贸易两个领域,仍然有很多国家包括我国使用≥3 聚合度的概念。膳食纤维包括纤维素、半纤维素、木质素、果胶、瓜尔胶、低聚果糖等。膳食纤维按其溶解性可分为可溶性膳食纤维和不溶性膳食纤维。

1. 可溶性膳食纤维 可溶性膳食纤维是指不被人体消化道中的酶消化,但可溶于温水或热水且能吸水膨胀,能被肠道微生物丛酵解的膳食纤维,它主要指植物细胞内的储存物质和分泌物,常存在于植物细胞液和细胞间质中,如果胶、树胶和黏胶等。

(1)果胶:果胶主链成分为半乳糖醛酸酯,典型的侧链为半乳糖和阿拉伯糖,主要存在于蔬菜和水果软组织中,柑橘类水果的皮中约含果胶 30%,苹果中含 15%。在食品加工中果胶也被作为增稠剂使用,如可用作果酱、果冻制作的凝冻剂等。

(2)树胶和黏胶:树胶和黏胶由不同的多糖及其衍生物组成。阿拉伯胶、瓜尔胶属于这类物质,在食品加工中可作为果汁、饮料、冰激凌等食品的稳定剂。

2. 不溶性膳食纤维 不溶性膳食纤维指不被人体消化道中的酶消化且不溶于热水的膳食纤维,它主要是细胞壁的组成成分,包括纤维素、半纤维素、木质素等。

(1)纤维素:纤维素是大多数植物细胞壁的主要组成成分,蔬菜、水果、谷物中大部分纤维都是纤维素。纤维素是无支链的直链多糖,由 8000～12000 个葡萄糖分子以 β-1,4-糖苷键连接,不能被人类消化利用,但它可刺激肠道蠕动,有利于其他物质的消化和吸收。纤维素不溶于水,但能吸收水分。

(2)半纤维素:半纤维素也是蔬菜、水果、豆类、坚果中植物细胞壁的主要组成成分,与纤维素一样主要以 β-1,4-糖苷键连接。半纤维素在小肠不能消化,但到结肠后可被细菌分解后消化一些。

(3)木质素:木质素不是多糖,化学上属于苯基丙烷类聚合物,能使细胞壁保持一定的韧性。它与纤维素、半纤维素共同构成植物的细胞壁,是使植物木质化(芹菜及谷粒等的外层)的物质,人和草食动物均不能消化。

膳食纤维可以根据被人体大肠内的菌群发酵程度的不同,分为部分发酵类纤维和完全发酵类纤维。前者包括纤维素、半纤维素、木质素、植物蜡和角质等;后者包括果胶、阿拉伯胶、海藻胶等。膳食纤维根据来源的不同,又可分为植物性来源、动物性来源、微生物性来源、海藻多糖类和合成类膳食纤维。

(二)膳食纤维的主要特征

1. 持水性和增稠性 膳食纤维一般具有高于本身 4～6 倍重量的持水力。一般来说,水溶性膳食纤维的持水性高于非水溶性膳食纤维。膳食纤维的持水性和增稠性可增加食糜在胃肠道内的体积,引起饱腹感;可增加肠道内食物残渣的体积,加速排便,减少有害物质在肠道内停留的时间。

2. 溶解性和黏性 可溶性膳食纤维具有良好的溶解性、黏性和凝胶性,有助于降低胃排空率,延缓和降低葡萄糖、胆汁酸等物质的吸收。不溶性膳食纤维遇水也膨胀,但其溶解性和黏性不如可溶性膳食纤维。

3. 吸附和交换作用　膳食纤维可在胃肠内结合无机盐,与钙、锌、铜、铅等阳离子进行交换,并优先交换铅等有害离子,形成膳食纤维复合物,随粪便排出,从而影响机体对无机盐的吸收。膳食纤维还能够吸附胆汁酸、胆固醇等有机分子,具有降血脂功能。

4. 细菌发酵作用　可溶性膳食纤维在肠道可完全被细菌分解,而不溶性膳食纤维则不易被酵解。酵解后的产物(如短链脂肪酸)不但能作为肠道细胞和细菌的能量来源,而且可促进肠道内有益菌的生长繁殖,能改变肠道系统中微生物群系的组成。

二、营养学意义

膳食纤维是膳食的重要组成成分,与人体的营养和某些疾病有着密切关系。膳食纤维的生理功能有以下几方面:

1. 促进结肠功能,预防结肠癌　许多膳食纤维是结肠微生物的底物,能被发酵产生短链脂肪酸,刺激有益肠道菌群的生长;膳食纤维能促进肠道蠕动,增加粪便体积,缩短肠内容物排空时间,从而减少致癌物与结肠的接触机会,能够一定程度预防便秘、肠憩室病、痔疮、肠癌等肠道疾病。膳食纤维还与肠道屏障功能和免疫性有关。

2. 降低胆固醇,预防胆石症、高脂血症和心血管疾病　膳食纤维可以吸附胆汁酸,减少胆汁酸的再吸收,使脂肪、胆固醇等吸收率下降,能够预防胆石症、降低血脂、防治动脉硬化等心血管系统疾病。膳食纤维还能影响矿物质的吸收,比如可溶性膳食纤维对钙、镁、铁的吸收有促进作用,不溶性膳食纤维与植酸等结合,可影响矿物质的吸收。

3. 调节血糖,防治糖尿病　可溶性膳食纤维能延缓碳水化合物的吸收,减慢血糖和胰岛素的上升,提高机体对胰岛素的敏感性,对防治糖尿病具有一定效果。

4. 减少热量摄入,控制体重增加　膳食纤维本身提供的能量低于普通碳水化合物,另一方面,膳食纤维尤其是可溶性膳食纤维,具有较强的吸水膨胀功能,能够减慢胃排空时间,容易产生饱腹感,有助于减少食物和能量的摄入,从而达到控制体重和减肥的目的。

三、来源与参考摄入量

(一)食物来源

膳食纤维主要存在于全谷物、薯类、豆类、蔬菜和水果中,全谷物食物中纤维主要来源于谷物表皮。一般来说,植物成熟度越高其纤维含量也就越多,但由于加工方法、食入部位及食物品种的不同,膳食纤维的含量也有不同,粗粮、豆类常高于细粮,同种蔬菜边皮纤维含量常高于中心部位,同种水果果皮的纤维量高于果肉。因此,平时生活中应该合理搭配粗细粮,多吃全谷物、蔬菜和水果,水果汁、豆浆应和渣一起食用。部分食物的总膳食纤维含量见表 1－24。

表 1－24 部分食物的总膳食纤维含量(g/100g)

食物	总膳食纤维	食物	总膳食纤维	食物	总膳食纤维
海苔	46.4	腐竹	4.6	韭菜	3.3
燕麦片	13.2	小米(黄)	4.6	茄子	3.0
葵花子	12.1	馒头	4.4	芦笋(绿)	2.8
雪菜	8.3	空心菜	4.0	辣椒(青)	2.5
豆腐干	6.8	甘蓝	3.9	红薯	2.2
西芹	4.8	西兰花	3.7	香蕉	1.8
四季豆	4.7	黄豆芽	3.6	土豆	1.2

(二)参考摄入量

因膳食种类和饮食习惯的不同,世界各国推荐的膳食纤维适宜摄入量也有一定的差异。我国 2013 年版《中国居民膳食营养素参考摄入量》推荐成人(19～50 岁)膳食纤维的摄入量为25～30g/d,并鼓励每日至少全天谷物的 1/3 为全谷物食物,蔬菜水果摄入至少达到 500g 以上。老年人由于运动量少,食物偏软偏精细,容易出现便秘等问题,更应注意粗细搭配,多摄入富含膳食纤维的食物。但是,患有肠炎、伤寒、痢疾、结肠憩室炎、肠道肿瘤、消化道出血、肠道手术前后、肠道狭窄、食道静脉曲张等疾病的老年人应控制膳食纤维的摄入量。

(王乙,吴育红)

第二章　老年人膳食与营养

第一节　食物分类与营养

人体需要通过摄入食物来获得能量和各种营养素。自然界中可供人类选择的食物种类繁多,但不同的食物有不同的营养成分。了解食物的分类以及不同种类食物的营养特点,根据自身情况合理选择、搭配食物,做到均衡饮食、合理营养,这对老年人增强体质、促进健康有重要意义。

一、食物分类

食物可分成五大类,平时应注意摄入各种各样的食物,即食物多样化,避免挑食、偏食,这样才能达到营养均衡。

1. *谷类及薯类*　谷类包括米、面、杂粮,薯类包括马铃薯、红薯、木薯等,主要提供碳水化合物、蛋白质、膳食纤维及 B 族维生素。

2. *动物性食物*　动物性食物包括畜肉、禽肉、鱼虾、奶、蛋等,主要提供蛋白质、脂肪、矿物质、维生素 A、B 族维生素和维生素 D。

3. *豆类和坚果*　豆类和坚果包括大豆、其他干豆类及花生、核桃、杏仁等坚果类,主要提供蛋白质、脂肪、膳食纤维、矿物质、B 族维生素和维生素 E。

4. *蔬菜、水果和菌藻类*　蔬菜包括鲜豆类、根茎类、叶菜类、瓜茄类、花菜类等,水果包括鲜果、干果等,菌藻类包括食用菌和藻类,主要提供膳食纤维、矿物质、维生素 C、胡萝卜素、维生素 K 和各种有益健康的植物化学物质。

5. *纯能量食物*　纯能量食物包括动植物油、淀粉、食用糖和酒类,主要提供能量。动植物油还提供维生素 E 和必需脂肪酸。

二、各类食物的营养特点

(一)谷类及薯类

1.谷类 谷类是世界上大多数居民的主要食物。谷类包括大米、小麦、玉米、小米、高粱、燕麦、荞麦等。我国居民膳食以大米和小麦为主食,其他的被称为杂粮。谷类食物中主要成分为淀粉,膳食纤维含量也比较丰富;脂肪含量较低,以不饱和脂肪酸为主,比如从玉米和小麦胚芽中提取的胚芽油,80%为不饱和脂肪酸,其中亚油酸占60%;蛋白质含量一般为7%~10%,虽然含量不高,但作为主食,也是人类蛋白质的主要食物来源。大部分谷类蛋白质中赖氨酸含量低,蛋白质的生物利用率不高,食物多样化有助于达到蛋白质互补的目的;谷类是B族维生素的重要来源,包括维生素B_1、维生素B_2、烟酸、吡哆醇、泛酸等,B族维生素主要存在于谷粒的表层,经碾磨加工之后,大部分损失于糠麸之中。因此,精白米、富强粉的营养价值大大下降。经常食用全麦食品、糙米、粗粮、杂粮,增加主食的多样性,可有效地改善人体的营养平衡。谷类还含有少量的维生素E和来自一些黄色谷类种子(如黄玉米、黄小米)中的胡萝卜素。谷类不含维生素B_{12}、维生素C、维生素D和维生素A;谷类含矿物质较少。

2.薯类 薯类有红薯(地瓜)、马铃薯(土豆、洋芋)、芋芳、山药等。薯类淀粉含量高,维生素C、钾和膳食纤维等含量较为丰富,蛋白质和脂肪含量较低。由于膳食纤维含量较丰富,薯类可促进胃肠蠕动,有助于防治便秘。薯类既可当主食,又可当蔬菜,烹饪的时候最好采用蒸、煮、烤等方式,尽量少用油炸、红烧,减少食物中盐和油的用量。用蒸或煮的土豆、芋芳、红薯作为老年人早餐的一部分,是非常值得推荐的。

(二)动物性食物

1.畜禽肉类 畜禽肉类是指猪、牛、羊等畜肉和鸡、鸭、鹅、鸽子、鹌鹑等禽肉。一般将动物内脏也算在肉类中。畜禽肉类食物能够提供丰富的优质蛋白质、脂肪、B族维生素、铁和其他微量元素。畜禽肉的蛋白质含量一般为10%~22%,氨基酸构成比例接近人体需要,属于优质蛋白质。肉类中的脂肪含量因动物的种类、年龄、肥育度和部位的不同而有很大差异。畜肉脂肪中饱和脂肪酸较多,对心血管有不良的影响,因此,老年人应该少吃肥的猪肉、牛肉等。一般来说,幼畜肉质细嫩,含脂肪较少,更适合老年人。肉与香菇、海带等食品同炖时,由于可溶性膳食纤维对脂肪的吸附作用,降低了脂肪的吸收量,是值得提倡的搭配方式。相对来说,禽肉(如鸡肉)肉质细嫩,味道鲜美,蛋白质含量高而脂肪含量低,比猪肉、牛肉、羊肉更容易消化,更适合老年人食用。值得注意的是,许多人误以为鸡汤的营养价值高于鸡肉,其实,虽然鸡汤中溶解了鸡肉中的一些可溶性营养成分,包括氨基酸、蛋白质、B族维生素和部分矿物质,但总的来说,大部分蛋白质和矿物质仍然留在鸡肉中。因此,不建议只喝汤而不吃肉。

畜禽肉类食物特别是瘦肉和内脏中,含有丰富的铁、锌、硒等矿物质,比如100g猪肝中含铁22.6mg,将近老年人一日需要量的2倍。而且,动物性食物中的铁比植物性食物中的铁更容易被吸收,患有缺铁性贫血的老年人,应多摄入动物性食物来补血(铁)。肉类中钙含量很低,骨头中富含钙,但煮汤时很难溶解出来,加醋后汤中钙增加也很有限。

畜禽肉还含有多种维生素,一般来说,内脏含量又高于肌肉。比如100g瘦猪肉中维生素A的含量是44μg RAE,而100g肝脏中维生素A的含量要高得多,猪肝约为5000μg RAE,牛肝和羊肝甚至超过20000μg RAE(是老年人一日需要量的25倍)。我国老年人膳食中常常缺乏维生素A,如能偶尔食用肝脏,可以增加体内维生素A的储备。因为肝脏也是动物体内的解毒器官,如果动物患病或食用过有毒物质、药物等往往会残留在肝脏中,所以选购时应注意选择经过检疫、新鲜而健康的肝脏。

2. 鱼虾类 鱼虾类包括鱼、虾、蟹、贝类等水产品,其中鱼又可分为海水鱼和淡水鱼。鱼类蛋白质含量约为15%~20%,含有人体所必需的各种氨基酸,是蛋白质的良好食物来源。除了鳗鱼等少数鱼种,一般鱼类中的脂肪含量在10%以下。鱼类的脂肪与畜禽肉类的脂肪不同,鱼类含饱和脂肪酸少,而含长链多不饱和脂肪酸较多,目前研究发现这些多不饱和脂肪酸具有预防动脉粥样硬化、降低血脂的作用。

鱼类富含锌、硒、碘等矿物质。鱼类中的铁含量与肉类相当或略低,但钙含量高于肉类。多脂的海鱼肉、鱼油和鱼肝油是维生素A和维生素D的重要来源。鱼肉营养价值高,且味道鲜美,肉质细嫩,比畜禽肉更易消化,很适合老年人食用,但应注意避免选用多刺的鲫鱼等鱼类,可选用刺少的青鱼、鲳鱼、鲈鱼、带鱼等,也可把鱼去骨后做成鱼丸。

3. 蛋类 蛋类包括鸡蛋、鸭蛋、鹅蛋、鹌鹑蛋、鸽子蛋等及其加工制成的咸蛋、松花蛋等。各种蛋的结构和营养价值都基本相似。蛋类富含蛋白质、维生素和矿物质,不仅营养全面,而且价格适中,易于烹调,堪称物美价廉的高营养食品。蛋类的蛋白质含量为12%左右,它的氨基酸组成比例很符合人体需要,蛋白质的质量非常好。生的蛋清中含有抗蛋白酶活性的一些物质,因此不宜生吃。

蛋类的脂肪、维生素和矿物质主要集中在蛋黄。蛋黄中的脂肪以与蛋白质相结合的乳化形式存在,因而消化吸收率高。蛋黄是磷脂的很好来源,主要为卵磷脂和脑磷脂,此外还有神经鞘磷脂。蛋黄中的胆固醇含量很高,约为1600mg/100g,是否对健康有害一直存在争议。一般来说,考虑到膳食胆固醇对血胆固醇影响较小,以及鸡蛋的高营养价值,目前仍然倾向于认为老年人可以每日吃一个鸡蛋,而且不应丢弃蛋黄,当然摄入量也不宜过多。蛋黄中含有多种矿物质,其中铁的含量虽然较高,但由于以非血红素铁形式存在,且蛋黄中含有妨碍铁吸收的卵黄高磷蛋白,铁的生物利用率较低,仅3%左右。蛋中的钙主要存在于蛋壳中,可食部分钙含量较低。蛋黄中维生素含量十分丰富,且品种较为完全。蛋黄的黄色主要来源于核黄素和类胡萝卜素。散养鸡从青草中获得较多类胡萝卜素,因此蛋黄颜色较深。最近有研究发现,散养鸡的蛋中 n-3 不饱和脂肪酸含量明显高于饲料喂养鸡,且含有较多的风味物质,但蛋白质、脂肪等主要营养成分没有明显差别。

蛋加工成咸蛋后营养素几乎没有损失,只是水分含量下降,钠含量上升。食盐腌制使蛋黄中蛋白质发生变性,失去乳化能力,于是蛋黄中的脂肪分离出来,使咸蛋"出油"。盐能抑制微生物的繁殖,起到储存食物的作用,但咸蛋中含盐量很高,过多食用对健康不利,因此不宜经常、大量地食用咸蛋。松花蛋是蛋经过碱、黄丹粉等腌制而成的风味食品。由于碱的作用,蛋白质发生变性而形成凝冻。松花蛋味道鲜美,有其独特风味,但碱对 B 族维生素有一定的破坏作用,从营养角度而言,松花蛋不及鲜鸡蛋。而且黄丹粉有可能使有害重金属铅含量增加,因此松花蛋不宜多食,吃的时候最好加醋以中和碱性的氨气和胺类物质。

4. 奶类 奶和奶制品是膳食中蛋白质、钙、磷、维生素 A、维生素 D 和维生素 B_2 的重要来源,也是我国人民迫切需要提高摄入量的健康食品。奶类中的水分含量为 86%~90%,其营养素含量相对较低,比如牛奶中蛋白质含量约为 3%,但很容易被人体消化吸收,属于优质蛋白质。奶类蛋白质中含有丰富的赖氨酸、蛋氨酸,可以和谷类食物形成互补。奶类中的脂肪是脂溶性维生素的载体,以微脂肪球的形式存在,有利于消化吸收。奶类中含有较多的挥发性短链脂肪酸,使牛奶具有特殊的风味和口感。牛奶脂肪中的饱和脂肪酸比例较高,需要控制脂肪的老年人宜选用半脱脂奶或脱脂奶。牛奶的淡淡甜味来自乳糖,牛奶中的乳糖含量约为 4.5%,是其中唯一的碳水化合物。乳糖对钙、铁、锌的吸收有益,还可促进肠道细菌合成 B 族维生素,并促进肠内双歧杆菌的繁殖,抑制有害细菌。有些人因消化道中缺乏乳糖酶,不能将乳糖分解为葡萄糖和半乳糖,食用牛奶后,乳糖在大肠内发酵分解,产生水、二氧化碳、乳酸,引起肠胀气、腹痛和腹泻等症状,称为乳糖不耐受症。这些人可以饮用经乳酸菌发酵的酸奶,或饮用经乳糖酶事先处理过的无乳糖奶制品。

牛奶的钙含量很高,1mL 牛奶中可含钙 1mg 左右,老年人每日需要钙 1000mg,一袋 250mL 的牛奶就能补充 250mg 的钙,而且牛奶中的钙生物利用率高,所以牛奶是膳食钙的最佳来源。如果不经常食用奶类食品,膳食中的钙供应往往难以达到营养素参考摄入量标准。牛奶中铁等微量元素较少,长期以牛奶为主食容易发生缺铁问题。牛奶也是维生素的良好来源,它几乎含有人体所需的各种维生素。羊奶中的维生素 A 和 B 族维生素含量较丰富,但其中叶酸及维生素 B_{12} 含量低。由于目前市售鲜奶普遍强化维生素 A 和维生素 D,这种强化 AD 牛奶是这两种维生素方便且廉价的膳食来源。牛奶经过超高温瞬时杀菌之后,维生素 C 和 B 族维生素有 10% 左右的损失,其他营养素几乎不受影响。老年人每日饮用 250mL 牛奶,对改善膳食营养平衡具有重要的意义。

奶粉是由鲜牛奶经过喷雾干燥制成的产品,基本保存了牛奶中的营养成分。奶粉按照脂肪含量可以分为全脂奶粉、半脱脂奶粉和脱脂奶粉;按照是否加糖又可分为淡奶粉和甜奶粉。酸奶是在消毒的鲜奶中接种乳酸菌,经过不同工艺发酵而成。同样,酸奶也几乎保存了牛奶中的所有营养成分,只是其中的乳糖大部分被乳酸菌转化为乳酸。因此,即使是乳糖不耐受症患者也可以放心地食用。乳酸菌在发酵过程中使蛋白质部分水解,更容易为人体消化吸收,同时乳酸菌本身也具有保健作用,可以抑制肠道中腐败菌的繁殖,促进营养素的吸收,改善胃肠功能,提高人体免疫力。因此,酸奶是一种健康的营养食品。

(三)豆类和坚果

1. 豆类　豆类包括大豆类和其他豆类。大豆类按颜色可分为黄豆、青豆、黑豆等。其他豆类包括红豆、绿豆、豌豆、蚕豆、扁豆、芸豆等。大豆的营养价值很高,其蛋白质含量为35%左右,是植物性食物中唯一能与动物性食物相媲美的含优质蛋白质的食物。由于豆类资源丰富、价格低廉,对低收入者的蛋白质供应特别重要。大豆的脂肪含量为20%左右,所以常用大豆来产油。大豆油以不饱和脂肪酸为主,其中亚油酸高达50%以上,亚麻酸为2%～10%。此外,豆类还富含磷脂、维生素(如维生素 E)和多种矿物质。豆类是典型的高钾低钠食品。大豆还含有丰富的膳食纤维,其中棉子糖和水苏糖在肠道细菌作用下发酵会产生气体,可引起腹胀。很多豆类,如常见的四季豆还含有其他一些抗营养因子和毒性物质,如蛋白酶抑制剂、植酸、植物红细胞凝集素等,但这些物质在加热处理之后可被破坏而失活。

豆制品包括豆腐、豆浆、豆腐脑、豆腐干、千张、腐竹、豆腐乳、豆豉、豆奶等。豆制品风味独特,营养价值高,蛋白质消化率也比未加工的豆类高,因此,在我国居民的膳食中占有重要地位。总的来说,豆类及其制品可作为老年人特别是糖尿病患者、心血管疾病患者的健康食品,可以部分替代肉类。老年人应该多食用豆类及其制品,包括常喝红豆粥、绿豆粥、豆奶,不喜欢喝牛奶的老年人更应常喝豆奶。

2. 坚果　坚果包括榛子、核桃、杏仁、腰果、栗子、碧根果、松子等。植物的干种子如花生、葵花子、南瓜子、西瓜子也常归为坚果一类。坚果富含蛋白质、不饱和脂肪酸、维生素 E、膳食纤维等,营养价值很高,老年人可以每天吃一小把。但因其油脂含量过高,在烘焙炒制过程中,又常常加入花椒、香精、食盐等调料,过多食用对高脂血症、冠心病、动脉硬化、糖尿病等患者不利,所以老年人食用须限量,而且最好选择原味的未变质的坚果,有哈喇味的、变苦的、发霉的千万不能吃。

(四)蔬菜、水果和菌藻类

1. 蔬菜　蔬菜是维生素、膳食纤维、矿物质和植物化学物的重要来源。蔬菜含水量很高,含蛋白质和脂肪很少,除薯类和藕等少数根茎类蔬菜外,绝大部分蔬菜中的碳水化合物含量都很低,属于低能量食品。蔬菜中含有丰富的维生素 C、胡萝卜素、维生素 K、叶酸等。红色、黄色、绿色、紫色等深色蔬菜的维生素含量一般较浅色蔬菜高,菜叶的维生素含量一般高于根茎部。我国老年人的传统膳食中富含维生素 A 的动物性食物较少,身体所需的维生素 A 大部分需由蔬菜中的胡萝卜素转化而来。另外,很多老年人不习惯经常吃水果,维生素 C 等也需要从蔬菜中获取。因此,摄入充足的蔬菜对老年人获得足量的维生素十分重要。蔬菜中还富含各种矿物质,但铁吸收利用率较低。许多绿叶蔬菜还富含钙,但菠菜、空心菜、雪里蕻等叶子带有涩味的蔬菜含有较多草酸,而草酸会与钙和铁等矿物质结合,降低这些矿物质的生物利用率。因此,这些蔬菜最好先在沸水中快速焯一下,去掉大部分草酸再炒或凉拌。

2. 水果　水果的营养价值与蔬菜相似,是人体矿物质和维生素的重要来源。新鲜水果含水分多,含蛋白质和脂肪少,碳水化合物主要是蔗糖、果糖和葡萄糖。香蕉中含有一定量的淀粉,能量相对较高。水果还富含膳食纤维、矿物质和维生素,如维生素 C、胡萝卜素等,其中维生素 C 含量较高的水果有鲜枣、猕猴桃、草莓和柑橘类。一般水果都含有各种芳香物质和色素,使其具有特殊的香味和颜色。

3. 菌藻类　食用菌包括香菇、金针菇、蘑菇、银耳、黑木耳等。藻类包括海带、紫菜、发菜等。菌藻类含有丰富的蛋白质,其氨基酸组成比较均衡。菌藻类脂肪含量低,以亚油酸和亚麻酸等多不饱和脂肪酸为主。碳水化合物含量较高,约为 $20\%\sim35\%$。菌藻类食物还含有丰富的膳食纤维、维生素和矿物质,如 100g 干的黑木耳中含铁达 97.4mg,是猪肝的 4 倍多。海带、紫菜等还富含碘。

(五)纯能量食物

食用油可提供必需脂肪酸、维生素 E,有利于脂溶性维生素的消化吸收,还能使食物变得美味。但食用油摄入过多是我国居民普遍存在的问题,因此建议老年人清淡少油膳食,每天烹调油食用量不超过 $25\sim30g$(不同个体上限不同),少吃油炸食物。烹调油中,虽然用猪油炒菜口感优于植物油,但因为猪油富含饱和脂肪酸,会增加患心脑血管疾病的危险性,因此应该以植物油为主,并经常更换,做到"油"方面的营养均衡。淀粉、食用糖和酒类营养素单一,不含维生素和矿物质,不属于健康食物,应尽量少食用。

第二节 食物营养价值的影响因素

食物的烹调、加工是人类进化的重要一步,它不仅使人类结束了茹毛饮血的原始生活方式,大大提高了食物的消化吸收率,而且使食物更安全、美味、方便,为人类体力和智力的发展创造了有利的条件。但烹调、加工带来安全、美味的同时,也可能会带走食物中的一些营养素。了解不同的加工、烹调方式对食物营养素的影响,有利于在日常生活中尽可能地保留或提高食物的营养价值。

一、加工对食物营养价值的影响

食物在烹调前要经历一系列初加工,以保障食物在运输、烹制过程中的安全卫生和营养价值。加工方法因食物种类和加工目的而不同。

1. 谷类 谷类加工根据最后成品的形状可分为制米和制粉两种。加工越粗糙,越能保留全谷粒的所有成分,出米(粉)率也就越高,营养素损失也越少,但同时口感和消化吸收率也会差些。相反,加工精度越高,糊粉层和米胚被作为米糠碾去越多,出米(粉)率也就越低,同时营养素丢失也越多,尤其是谷粒中的 B 族维生素、矿物质、蛋白质和纤维素。不同加工精度的谷类的营养素含量比较见表 2-1。

表 2-1 不同加工精度谷类营养素含量(%)的比较

营养素	出米率(大米)			出粉率(小麦)		
	92%	94%	96%	72%	80%	85%
水分	15.5	15.5	15.5	14.5	14.5	14.5
粗蛋白	6.2	6.6	6.9	8~13	9~14	9~14
粗脂肪	0.8	1.1	1.5	0.8~1.5	1.0~1.6	1.5~2.0
糖	0.3	0.4	0.6	1.5~2.0	1.5~2.0	2.0~2.5
矿物质	0.6	0.8	1.0	0.3~0.6	0.6~0.8	0.7~0.9
纤维素	0.3	0.4	0.6	微量~0.2	0.2~0.4	0.4~0.9

为了保留食物中的营养素,谷类加工精度不宜过高,但随着经济的发展和人民生活水平的提高,同时也是为了追求食物的美味和口感,人们平时一般吃的都是精白米、面。目前,为了弥补谷类加工过程中造成的营养损失,很多粮食加工企业对米和面进行营养

强化,加入了 B 族维生素和铁等营养素。另外,我们平时也应该提倡粗细粮搭配的膳食结构。

2. 豆类　豆类可经浸泡、磨浆、加热、凝固等工序加工成各种豆制品。加工后,大豆中的纤维素、抗营养因子部分丢失,蛋白质结构变松散,容易被人体消化吸收。比如干炒大豆、煮熟的整粒大豆的蛋白质消化率分别为 50%、65%,而豆浆、豆腐的蛋白质消化率分别为 85%、92%～96%。大豆还可发酵制成风味独特的豆腐乳、豆瓣酱、豆豉,使蛋白质变得更加容易消化吸收,某些营养素含量还会增加,比如豆豉中微生物在发酵过程中会合成维生素 B_{12},大豆制成的豆芽,维生素 C 含量会增多,如果缺乏新鲜蔬菜时,豆芽也是一种很不错的选择。

二、烹调对食物营养价值的影响

烹调可以杀菌,使食物变得更安全,同时能改善食物的性状,提高食物的吸收利用率,还能增进食物的色、香、味和口感,促进食欲。但烹调过程也可使一些营养素损失。一般来说,宏量营养素经烹调后含量变化不大,而且由于蛋白质变性等原因,其消化吸收率还会大大增加;矿物质性质比较稳定,在烹调中损失也较少;维生素由于性质不稳定,在烹调、加工中相对容易损失。

1. 谷类　谷类在烹调前需要淘洗,淘洗过程中水溶性维生素损失可达 20%～60%,矿物质损失可达 70%。淘洗次数越多,搓的力量越大,冲洗或浸泡时间越长,水温越高,营养素的损失就越大。不同的烹调方法对营养素损失的影响也不同,比如某些地区习惯食用捞饭(弃米汤后再蒸饭),B 族维生素也随米汤而丢失,建议捞饭须与米汤一起食用。用米直接蒸饭比捞饭营养损失少,但大米在电饭煲中蒸煮和保温时,也会损失一部分维生素。蒸煮和保温的时间越长,损失就越多。煮粥或制作粽子时加入小苏打,粥和粽子会更快煮熟,且口感更黏稠,但 B 族维生素会受到严重破坏。同样,制作油条、馒头、包子、饼干、蛋糕时加入小苏打,让食物膨松、柔软、可口,而且更快蒸熟或烤熟,B 族维生素也会受到严重破坏。用酵母发酵面粉能减少维生素的破坏,而且酵母菌在繁殖过程中还会产生 B 族维生素。采用一般的蒸、烤、烙等方法制作面食,营养素(如维生素 B_1、维生素 B_2 和烟酸)损失较少,蒸玉米面(75% 白玉米粉加 25% 黄豆粉)窝窝头时营养素保存率可达 100%;蒸馒头、烙大饼时营养素损失也仅为 10%～20%;但用水煮或油炸面食时营养素损失较大,如煮面条时约有 30%～40% 的营养素溶于汤中,炸油条时因面粉中加碱和沸油的高温,维生素 B_2 和烟酸破坏达 50% 左右,维生素 B_1 几乎损失殆尽。另外,面食在焙烤过程中,蛋白质中的赖氨酸与还原糖反应产生褐色物质,称为"美拉德反应",这一过程赋予面包香气和色泽,但也会造成面包表皮中 10% 左右的赖氨酸损失。

2. 动物性食物　肉类经烹调后,蛋白质变性更有利于消化吸收,矿物质损失不大,但不同的烹饪方法对 B 族维生素影响较大。比如慢炖、焖等烹饪方式比较适合肉质老、韧、硬的食材,长时间加热会使纤维变疏松,食物变酥烂,适合老年人食用,但与此同时,对热不稳定的维生素(如维生素 B_1、维生素 B_2)也有很多被破坏。肉质娇嫩的肉类切成细丝,用旺火快炒相对于慢炖和焖,维生素的保存率要高些。相对来说,食物蒸时与水接触比煮少,可溶性营养素损失也较少,从保护营养素角度而言蒸要优于煮,但要控制加热时间不宜过长。如果选择水煮的话,最好不要丢弃汤汁。肉片、虾、鱼块等原料用淀粉或鸡蛋上浆挂糊,加热时表面形成一层保护性的外壳,原料中的水分和营养素不会大量渗出,使得烹制的食物肉嫩多汁、味道鲜美、色泽好看,同时由于外层的保护,也使原料的营养素破坏减少,但如果食物油炸的话外层要少吃。菜肴勾芡时,汤汁浓稠、可口,汤汁与菜肴一起摄入,也可减少营养素的流失。肉类加醋烹制,别有风味,而且能保护某些耐酸的营养素,还有杀菌、减少食盐作用。但烘烤(包括炭烤)、腌制、熏制、油炸、油煎不是肉类、鱼类的健康烹饪方式,因为会产生较多的胺类化合物和苯并芘等多环芳烃类致癌物。

生的蛋清中含有生物素结合蛋白和抗胰蛋白酶,蛋白质消化吸收率仅为 50% 左右。烹调后各种抗营养因子失活,蛋白质消化吸收率可提高到 96% 左右,因此鸡蛋烹调时应使蛋清完全凝固。但是蛋类也不宜过度加热,否则会使蛋白质过分凝固,甚至变硬变韧,影响口感和消化吸收。总的来说,不管是炒蛋、荷包蛋还是煮蛋,蛋类的营养素损失都很少。

3.蔬菜　蔬菜切后浸泡在水中会损失部分水溶性维生素;经过烹调,也有相当多的维生素(包括维生素 C)会被破坏,或溶解在汤汁中。烹调之前蔬菜切割越细碎、高温烧煮的时间越长,维生素的损失越大。因此,蔬菜先洗后切、高温急火快炒、用淀粉勾芡、现切现做现吃等方法都可减少维生素的损失。烹调方式对维生素的影响也不同,比如油炸时温度高,维生素的破坏也更多。相对而言,蒸比煮会保留更多的水溶性维生素。土豆条在蒸和煮过程中维生素保留率的比较见表 2-2。

表 2-2　土豆条在蒸和煮过程中维生素保留率(%)的比较

维生素	煮	蒸
维生素 C	69	89
维生素 B_1	88	90
烟酸	78	93
维生素 B_6	77	97
叶酸	66	93

有些蔬菜比如菠菜、苋菜、空心菜等含草酸、植酸较多,食用前在沸水中快速焯一下,去除部分草酸、植酸,有利于钙的吸收,但要注意沸水量要多,以保证水温够高,热烫时间够短,以减少营养素的损失,而且焯水后的蔬菜切忌挤去汁水,以免水溶性营养素大量流失。另外,蔬菜烹饪时不宜过早加盐,以免食材因外环境渗透压增大,营养素随汁水渗出导致过多流失,而且快出锅时放盐,还可以减少食盐的用量。

三、储存对食物营养价值的影响

食物在储存期间,营养素含量会有变化,比如植物性食物由于呼吸、氧化和酶的作用,自身可发生许多化学反应,影响到食物的营养价值。

1. 谷类 干燥的谷类,特别是不去壳未经碾磨时,如果储存在干燥、温度适宜的场所,营养素可以在较长时间内保持变化不大;但如果谷类本身含水分较多,或者储存在潮湿的环境下,不仅营养素容易分解、损失,而且真菌等微生物也容易繁殖并产生毒素。不同谷物在不同的环境条件,比如不同的温度和湿度下,繁殖的真菌会有不同,但都会影响食物的安全。因此,要做好食物的防霉措施,做到及时晾晒,控制谷物的水分,低温通风保藏,并去除霉变的谷粒。

2. 蔬菜和水果 蔬菜和水果在自身氧化酶的催化下会发生呼吸作用,使有机物分解,营养成分消耗,新鲜绿色的蔬菜变黄,水果变枯,改变了食物原有的风味和营养价值。有些蔬菜(如马铃薯、洋葱、大蒜等)还会消耗自身养分来发芽,使得营养价值大大降低。发芽或者变青的土豆中,有毒物质龙葵素含量会大大增加,而且普通的烹饪难以将它们破坏,因此不宜食用。蔬菜放在潮湿、温度高的地方容易腐烂,会产生亚硝酸盐。低温储存能延长蔬菜和水果的保鲜时间,但还是建议趁新鲜食用,即便是放在封闭的保鲜袋里,并放在阴凉处或冰箱的保鲜盒内,蔬菜和水果也不宜储存时间过长。

3. 动物性食物 肉类富含蛋白质和脂类,是微生物的良好培养基,容易腐败变质。腐败改变食物的营养价值和感观性状,如颜色变黄或变绿、肉质变黏、产生刺激性气味(如油脂酸败会产生哈喇味)。轻度腐败的食物可以通过煮沸或者去除表面组织来加工处理,但为了安全起见,还是应该做好食物的防腐保鲜工作。冷藏法只能延缓食物的变质速度,适用于短期储存。冷冻法是储存动物性食物最好的方法,可以保持食物的质地、色泽、风味。肉质的细微变化受冻结速度、储存时间、解冻方式的影响。维生素的损失主要包括储存过程中的化学降解和解冻过程中水溶性维生素的流失。

第三节 食品安全及管理

食品从种植、养殖到生产、加工、包装、储存、运输、销售、烹调直至餐桌,整个过程所有环节,均涉及食品安全的问题。

一、食品污染

食品污染是指毒害物质进入食物,导致食物的安全性、营养性、感观性状发生改变。食品污染包括生物性污染、化学性污染和物理性污染。

1. 生物性污染 生物性污染包括细菌、真菌、病毒、寄生虫和昆虫的污染,是食物腐败变质引起食物中毒的主要原因。比如,夏秋季高发的急性肠道传染病,多由细菌或病毒污染食物引起;大米被青霉菌污染会变黄,与被黄曲霉菌污染后的玉米、花生一样,如食用可引起急性中毒或致癌、致畸、致突变。

科学合理的储存方式,可以延缓微生物的生长繁殖,比如采用食盐腌制、冷藏冷冻、加热杀菌、干燥脱水等方法,都能够延长食物的保存时间。但为了减少食品污染的可能性,还是建议缩短食物的储存时间,提倡吃新鲜的、在保质期内的、未变质的食物。另外,减少微生物污染的措施还有加热食物至足够温度、足够长时间;饭前便后洗手,用流水清洗食物和餐具;生的食物尤其是动物性食物和熟食分开,包括处理生熟食的刀具、砧板等用具也须分开。

2. 化学性污染 化学性污染包括农药、有毒金属、多环芳烃化合物、N-亚硝基化合物、二噁英等的污染。其中由亚硝酸盐和胺类在一定条件下合成的 N-亚硝基化合物具有很强的致癌性。蔬菜在腌制过程中,可能会因食盐浓度不够高而引起腐败变质,食盐过少和腌制时间过短,还会导致亚硝酸盐浓度过高。因此,腌制食物除了需加足食盐、低温储存外,还要腌制足够长的时间,大量蔬菜腌制时至少要 20 天以上再食用。不新鲜的蔬菜亚硝酸盐含量也会增高。不新鲜的鱼和经腌制、烘烤尤其是油煎、油炸的鱼,含有较多的胺类化合物。鱼类、肉类经烘烤特别是直接炭烤、熏制、油煎还会产生较多的苯并芘等多环芳烃类致癌物,比如烤肉(包括烤羊肉)、烤香肠、叉烧肉、熏肉、熏鱼中苯并芘含量都比较高。为减少化学性污染,应提倡食用新鲜的食物,并选用蒸煮等较为健康的烹饪方式,少食用烤鱼、烤肉、熏鱼、熏肉、烧焦食物和煎炸食物。另外,WHO 考虑到我国化学制剂和杀虫剂使用量较高,增加了水果和蔬菜表皮中农药残留的可能,还针对中国建议:对根块类蔬菜和水果要彻底削皮。

3.物理性污染　物理性污染包括杂物污染和放射性污染。杂物可来源于食品生产、运输等各个环节以及人为的掺杂、掺假,比如肉中注水。放射性污染包括意外事故造成的核泄漏等。

二、食源性疾病

食源性疾病是指随着食物摄入进入人体内的各种致病因子引起的、通常具有感染或中毒性质的一类疾病,包括传统的食物中毒、因食物引起的肠道传染病(详见第三章第十六节)、食源性寄生虫病以及食物过敏等。

1.食物过敏　常见的容易致敏的食物有牛奶、蛋类、花生、豆类、鱼虾蟹类、坚果类和小麦、大麦、燕麦等谷物以及这些食物的制品。有些食物随着年龄增长可变得不致敏,但花生、坚果、鱼虾蟹多为终身致敏食物。转基因食品由于基因重组,产生新的蛋白质,有可能也会引起过敏。食物过敏常表现为皮肤瘙痒、荨麻疹、哮喘、腹泻、腹痛等症状。老年人识别过敏原后,应避免再次摄入,并告知家属和机构服务人员。

2.食物中毒　食物中毒是指摄入含有有毒有害物质的食品,或者把有毒有害物质当作食品摄入后引起的急性、亚急性非传染性疾病。包括摄入被致病菌、毒素、有毒化学品污染的食物和本身含有有毒物质的食物,如毒蕈(含有不同毒素)、河豚(含有河豚毒素)、不新鲜的鱼(含有组胺)、贝类(含有贝类毒素)、苦杏仁(含有氰甙)、青皮或发芽的马铃薯(含有龙葵素)、霉变的食物等。

应该引起重视的是,很多餐桌上常见的豆类(如四季豆)除了含有一些抗营养因子(蛋白酶抑制剂、脂肪氧化酶、胀气因子、植酸等)外,还含有一些毒性物质,如植物红细胞凝集素,这些物质在加热处理之后可被破坏而失活,如果食用未炒熟煮透的四季豆等豆类很容易引起食物中毒。因此,豆类不可生食,必须彻底煮熟,使外观失去原有的生绿色、食之无豆腥味才可进食。生豆浆中毒在集体食堂中也较为常见。生豆浆在加热到80~90℃时,会出现大量的白色泡沫,造成"假沸"即豆浆已经煮熟的假象,但应注意此时的豆浆还未煮开,应再持续加热 3~8min,确保豆浆完全煮熟煮透再饮用。当豆浆量较大或浓度较稠时,应搅拌均匀,不然可能会烧煳锅底,影响热力穿透或导致加热不彻底,也会引起中毒。

新鲜的黄花菜(金针菜)含有有毒物质秋水仙碱,如处理不当,食用后也会引起中毒。黄花菜最好做成干制品再食用,如果要吃新鲜的黄花菜,应将其在沸水中焯一下,再用清水充分浸泡 2~3h,换水后再冲洗,使秋水仙碱溶于水中弃去,捞出后再烹饪。

食物中毒以恶心、呕吐、腹痛、腹泻等胃肠道表现为主。如果社区或机构多位老人在相近时间内均有上述表现,且有食用某共同食物的饮食史,应首先考虑食物中毒。发生食物中毒或疑似食物中毒的机构和社区,应赶紧协助救治患者,包括给予催吐、洗胃、灌肠导泻等紧急处理。同时保护好现场,封存可疑食物及其原料和工具并送检。停售并追回已售出的疑似食物。及时向所在地卫生行政部门报告食物中毒事故的单位、地址、时间、中毒人数、可疑食物等内容,并配合调查。

第四节　老年人生理特点与营养需求

一、老年人生理特点

随着年龄的增长,老年人的外在身体形态和内在生理功能,包括新陈代谢、各器官功能都会出现一系列的变化。

1.能量消耗减少　老年人器官功能减退,肌肉减少,基础代谢明显下降,再加上职业性活动和体力活动减少,老年人的能量消耗逐渐减少。如果从膳食中摄入的能量超过所需要的能量,体重就会增加。

2.身体成分改变　老年人合成能力降低,非脂肪组织减少,体脂比例增加;内脏器官实质细胞数量减少,细胞间质增加;机体水分减少,皮肤弹性降低;骨骼中的矿物质和骨基质减少,骨密度下降,容易发生骨质疏松症。

3.消化系统功能改变　老年人牙齿松动、脱落,咀嚼、吞咽功能退化,喝水容易呛到;味蕾数目减少,味觉减退,食物越吃越咸;胃的各种消化酶及胃酸分泌减少,对各种食物的消化吸收能力下降;肠蠕动减慢,排泄能力变弱,容易出现便秘。

4.免疫系统、内分泌系统功能改变　老年人免疫功能下降,自身免疫性疾病、肿瘤等疾病的发病率增加,对食物中的有害因子也更为敏感,容易出现食源性疾病。随着年龄的增长,内分泌代谢亦有改变,比如女性绝经后雌激素水平下降,比男性更容易发生骨质疏松症。

5.其他　老年人的心脑血管、肾脏、肝脏功能均有下降,高血压、冠心病、糖尿病等慢性疾病的患病率也高于其他人群。由于手脚不灵活,还可能存在拿取食物和餐具困难,这些都会对其营养状况产生影响。

二、老年人营养需求

(一)能量

老年人同样需要从食物中摄取能量,以供机体维持正常生理功能和从事体力活动等的需要。老年人能量供给应根据劳动强度和个体自身情况来调整。老年人随着年龄的增长,职业性活动减少,自主性的随意活动可能增加,但总的来说,能量消耗呈逐渐减少的趋势。老年人群个体间差异很大,因此能量摄入主要应该以能够维持健康体重相对稳定为准。体重增长说明能量摄入超过了能量消耗,体重下降说明能量摄入少于能量消耗。老年人的能量需要量见第一章。

(二)蛋白质

与成人相比,老年人对能量的需求减少了,但对蛋白质的需求却没有减少,甚至可能还要略多。有学者认为老年人每日的蛋白质摄入量应该为每千克体重 1.0～1.3g 才能达到氮平衡。鉴于目前对老年人蛋白质需要量仍然存在较大争议,我国和其他国家一样,都没有上调老年人蛋白质的推荐摄入量,仍然与其他年龄段成人相同。但在疾病状态下,应个体化对待。一般来说,健康老年人蛋类、奶类、瘦肉类、鱼类、豆类等优质蛋白质应占总蛋白质摄入量的 50% 左右。

(三)脂肪

老年人运动量减少,新陈代谢减慢,体脂成分增加,但同时由于咀嚼、吞咽功能障碍和其他摄食问题,进食也减少,加上消化吸收能力减弱,营养不良风险也在增加。目前没有证据支持老年人膳食脂肪摄入量要低于成年人。因此,我国营养学会推荐老年人膳食脂肪供能应占总能量的比例与其他年龄段成人一样,也是 20%～30%,不宜超过 30%。

控制膳食中的饱和脂肪酸摄入量对改善血脂和降低心脑血管疾病有重要意义,因此我国营养学会推荐老年人饱和脂肪酸供能不应超过总能量的 10%。另外,目前由于油脂工业和加工食品的发展,反式脂肪酸在食品中越来越常见,因此老年人平时应注意食品标签中注明的反式脂肪酸含量,每日膳食反式脂肪酸供能应小于总能量的 1%。

对于膳食胆固醇,以前曾建议每日摄入量应小于 300mg,现在研究发现虽然长期高胆固醇摄入有害健康,但膳食胆固醇对血液总胆固醇的影响还是比较小的,只占 20% 左右(体内合成占 80%)。而且,2002 年中国居民营养与健康状况调查数据显示,我国居民包括老年健康人群,每日胆固醇的平均摄入量均低于 250mg,处于安全水平,所以没有必要像以前一样强调限量。目前,《中国居民膳食营养素参考摄入量(2013 版)》和《美国膳食指南(2015 版)》均已去除胆固醇 300mg 高限的说法。而且,富含胆固醇的食物都是动物性食物,同时富含优质蛋白质和铁等营养素,老年人由于营养不良和贫血的患病率比较高,更应注意补充这些食物,包括富含胆固醇的鸡蛋,目前的证据支持每日吃一个鸡

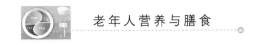

蛋不会增加胆固醇异常和心脏病的风险。

(四)碳水化合物

碳水化合物食物是我国老年人的主要能量来源,每日碳水化合物供能占总能量的50%～65%比较合适。老年人对碳水化合物的利用率较低,若摄入过多,易引起高脂血症,增加发生心血管疾病的风险。特别是GI高的碳水化合物食物,对肥胖、心血管疾病、糖尿病等均会产生不良影响。碳水化合物摄入过低很可能导致酮症、组织蛋白质过分分解和矿物质的损失,同样对健康不利。因此,为满足体内糖原消耗和脑神经系统的需要,老年人每日应至少摄入$100～150g$的碳水化合物。

(五)维生素

充足的维生素对延缓衰老、增强老年人抵抗力很有意义。比如,维生素D能增加钙和磷在小肠内的吸收,促进钙沉积于骨骼,有利于骨骼和牙齿的健康。老年人如缺乏维生素D可能会发生骨质软化症和骨质疏松症。而且,老年人体内维生素D的代谢效率和受体的敏感性均降低,因此我国65岁以上老年人维生素D的推荐摄入量为$15\mu g/d$,远高于其他年龄段人群的$10\mu g/d$。除了通过食物补充,比如多选择一些维生素D强化食品(如强化AD奶)或补充维生素D制剂,老年人还应适当多晒太阳,促进自身皮肤合成维生素D。

其他维生素对促进老年人健康也很重要,比如维生素E有很强的抗氧化作用,在体内可预防多不饱和脂肪酸发生氧化作用而产生自由基,对老年人延缓衰老、预防心脑血管疾病和癌症都具有重要的意义;维生素B_{12}和叶酸有助于降低体内同型半胱氨酸水平,减少心脑血管疾病的发病危险;维生素C有很强的抗氧化作用,还能促进铁吸收和维持正常免疫功能。

老年人除了维生素D的推荐摄入量高于成年人,还有基于研究证据制订的维生素B_6推荐摄入量略高于成年人,基于能量需要量减少制订的烟酸推荐摄入量略低于成年人之外,中国营养学会推荐的老年人维生素摄入量与成年人基本一致,包括维生素A、维生素E、维生素K、维生素B_1、维生素B_2、维生素B_{12}、维生素C、维生素B_3、叶酸、胆碱、生物素都和成年人相同。其中维生素B_1在体内的能量代谢中具有重要作用,老年人能量需要量较低,维生素B_1的需要量理论上来说也低些,但也有研究提示老年人对维生素B_1的需要量要高于成年人,因此,我国营养学会将老年人的维生素B_1推荐量定为与成年人一致。除了长期食用精白米面、加工过于精细的食物、弃米汤的捞米饭会导致维生素B_1缺乏外,患有甲状腺功能亢进症、长期腹泻、酗酒的老年人也有可能会缺乏维生素B_1,应加以重视。

(六)矿物质

从食物中摄入适量矿物质对促进老年人健康同样很有意义。中国营养学会推荐的老年人矿物质的摄入量与成年人基本一致,比如碘、锌、硒、钾、铁都与成年人一样,磷、钠、镁略低于成年人,钙高于成年人。

钙有利于老年人骨骼和牙齿的健康,但老年人对钙的吸收率下降,一般只有20%左右,因此容易出现骨质疏松症、腰腿酸痛等病症,特别是女性,绝经后由于体内雌激素水平下降,骨质丢失增加,更容易出现骨质疏松症。因此,我国50岁以上中老年人钙的推荐摄入量为1000mg/d,高于其他年龄段成年人的800mg/d。

与老年人健康关系较为密切的还有钠、铁、锌、硒等矿物质。比如锌能影响老年人的中枢神经系统活动和免疫功能,锌缺乏会导致老年人食欲不振、认知行为改变、皮肤改变和免疫功能障碍等。硒作为谷胱甘肽过氧化物酶的活性成分,在体内能与维生素E等抗氧化物质一起协同作用,清除自由基,对抗细胞膜脂质过氧化作用,对延缓衰老、预防癌症和心血管等慢性病都很有意义。铁作为构成血红蛋白、肌红蛋白、呼吸酶的重要成分,与红细胞的形成和成熟有关,参与体内氧的运送和组织呼吸过程。老年人由于咀嚼功能下降,膳食质量相对较差,动物性食物常有不足,同时对铁的吸收率也有下降,所以缺铁性贫血较为常见。

钠摄入过多会增加老年人患高血压、脑卒中(俗称中风)、冠心病等疾病的风险,但老年人由于味觉变化,进食越来越咸,容易摄入过多的钠。

第五节　老年人合理营养

一、膳食指南

人体逐渐衰老是一个自然的过程。随着年龄的增长,人体各系统器官的生理功能都有不同程度的衰退,尤其是消化和代谢功能,比如牙齿松动脱落、消化液分泌减少、胃肠道蠕动减慢,机体对营养素的吸收利用率下降,直接影响人体的营养状况,同时慢性非传染性疾病的发病率也增高。合理营养对增强老年人的抵抗力、预防疾病、延年益寿、提高老年人的生活品质、促进成功衰老、减少医疗照护支出均有重要而深远的意义。中国居民膳食指南(2022)在"一般人群膳食指南"(同样适合老年人)的基础上,针对老年人的生理特点和营养需求,制定了"老年人膳食指南",包括适用于65～79

岁老年人的"一般老年人膳食指南"和适用于 80 岁及以上老年人的"高龄老年人膳食指南",对老年人膳食进行补充说明和指导,指导老年人要平衡膳食、合理营养,以促进健康、延长寿命。

(一)一般人群膳食指南

准则一:食物多样,合理搭配

核心推荐:①坚持谷类为主的平衡膳食模式;②每天的膳食应包括谷薯类、蔬菜水果、畜禽鱼蛋奶和豆类食物;③平均每天摄入 12 种以上食物,每周 25 种以上,合理搭配;④每天摄入谷类食物 200～300g,其中包含全谷物和杂豆类 50～150g;薯类 50～100g。注:老年人谷薯类食物建议摄入量为谷类食物 200～250g,其中包含全谷物和杂豆类50～150g;薯类 50～75g。

人类的食物多种多样,各种食物都有其营养成分,不尽相同。除母乳外,任何一种天然食物都不能提供人体所需的全部营养素。因此,做到不挑食、不偏食,每天食用合理搭配的多样化食物,这样的平衡膳食能包含各种各样的营养素,包括三大产能营养素、矿物质、维生素和各类植物化学物,才能满足人体对各种营养素的需求,达到合理营养、促进健康的目的。

谷类食物是我国传统膳食中的主食,是人体最经济、最主要的能量来源(应占总能量的 50％～65％),也是 B 族维生素、矿物质、膳食纤维和蛋白质的重要食物来源。近年来,我国居民的膳食模式发生变化,谷类食物消费量逐年下降,而动物性食物和油脂摄入量显著增加。这种"富裕型"的"西方化"膳食结构,其蛋白质、脂肪和能量的比重过高,而碳水化合物、膳食纤维比重过低,不利于老年人慢性病的防治。坚持谷类为主,也就是提醒老年人应避免摄入过多的动物性食物。

老年人在咀嚼功能许可的情况下,应该经常吃一些全谷物、杂豆和薯类,包括小米、高粱、玉米、荞麦、燕麦、薏米、红豆、绿豆、芸豆、花豆、马铃薯、红薯等。这些食物含有不同的营养成分,能够与谷类互补。而且,相对于精白米面,它们由于加工不那么精细,膳食纤维、B 族维生素、植物化学物和钾、钙等矿物质含量更高。老年人肥胖、便秘、血脂异常、糖尿病、心血管疾病等疾病患病率高,适当多吃粗粮有利于健康。老年食堂可以用这些食物做成粥、馒头等形式来代替部分主食。比如薯类,可以当蔬菜,也可以作为主食,食堂在制作早餐的时候,可以提供一些不加油盐糖的蒸或煮的土豆、芋艿、红薯等(其他食物如花生、豆类、玉米等也可以)代替部分主食,有助于老年人减少食盐、脂肪和能量的摄入,增加食物中膳食纤维的比重。

准则二:吃动平衡,健康体重

核心推荐:①各年龄段人群都应天天进行身体活动,保持健康体重;②食不过量,保持能量平衡;③坚持日常身体活动,每周至少进行 5 天中等强度身体活动,累计 150 分钟以上;主动身体活动最好每天 6000 步;④鼓励适当进行高强度有氧运动,加强抗阻运动,每周 2～3 天;⑤减少久坐时间,每小时起来动一动。注:老年人运动应量力而行,坚持安全第一。

体重是评价人体营养和健康状况的重要指标。食物提供能量,活动消耗能量,吃和动是保持健康体重的关键。如果进食量过大而活动量不足,多余的能量就会在体内以脂肪形式储存,表现为体重增加,久之则超重、肥胖;如果进食量不足而活动量过大,就会消耗脂肪,表现为体重下降,久之则消瘦。控制体重需要进食量和运动量之间达到相对平衡。目前大多数人的现状是吃得偏多,动得偏少,超重、肥胖患病率有升高趋势,所以要提倡"吃动平衡",也就是平时所说的"管住嘴,迈开腿",才能保持健康体重。

人体下丘脑有摄食中枢和饱食中枢,分别提醒人体饿了自发进食、饱了停止进食,从而来控制食欲和进食量。但是由于不同的原因,很多人满足食欲的进食量很容易超过其实际需要量,造成过多能量摄入,引起超重、肥胖。所以,对于这部分人,应该适当限制进食量,吃饭八分饱,更不能吃撑。由于个体差异很大,每个人的基础代谢和活动量不同,所以衡量一个人平时的进食量是否过多或不足,最好的指标就是看体重是否增加或者减少,换个角度,也可以根据自身体重是否超重、肥胖或消瘦来增减食物的量。

另一个帮助控制体重的重要因素是活动,包括运动、出行、家务劳动等。活动有助于增进心肺功能,降低血压、血脂、血糖、体重,增加骨密度,对改善骨骼、关节和肌肉的功能,调节心理平衡,延缓老年人认知功能下降,提高老年人的生存质量都有一定的帮助。因此,老年人应该坚持进行一些适合自己的活动,比如散步、快走、慢跑、跳舞、打保龄球、游泳、打太极拳、清扫房间、种花草等。尽量选择能活动全身的项目,运动方式自然,不做憋气、负重、过分用力、头部旋转摇晃等项目,原则是循序渐进、量力而行、不吃力,注意运动强度和频率,坚持安全第一,以免运动意外伤害的发生。另外,还要注意运动前做些伸展活动;运动后不要马上停止活动,应逐渐放松;穿合适的鞋袜;在合适的天气、合适的时间段活动,WHO 建议的锻炼时间是 9:00—10:00 或 16:00—18:00;出汗多时注意补充盐和水;不要空腹运动以免发生低血糖。如果身体条件允许,建议每周应至少进行 5 天中等强度的身体活动,累计 150 分钟以上。平时也要坚持日常身体活动,平均每天主动进行累计相当于步行 6000 步以上的身体活动量。尽量减少久坐时间,每小时起来动一动,动则有益。

体重过高或过低都是不健康的表现。超重、肥胖是糖尿病、心血管疾病等慢性病的独立危险因素,适当控制体重有利于健康。但老年人体重过低也会导致免疫力下降、劳动能力下降、贫血、抑郁症、骨量丢失和骨折,还会导致"肌肉衰减综合征",体内骨骼肌减少、肌力下降,这些与老年人走路不稳、骨质疏松、骨折都有关系。我国一般成人的健康体重(理想体重)是指体重指数(Body mass index,BMI)为 $18.5\sim23.9\,\text{kg/m}^2$,但该标准对老年人可能不是很合适,因为随着年龄的增长,生活活动以及内分泌的变化,老年人的体态与年轻时不同,体重随年龄增长可能也是一种自然规律,而且流行病学调查发现,老年人稍胖(BMI 在健康体重上限或略高于上限),死亡率反而低些,稍胖可能更有益于健康。因此,老年人不应盲目追求素食、节食来减肥,俗语说的"千金难买老来瘦"应因人而异,原则上老年人 BMI 最好不低于 20.0kg/m²,也不要超过 26.9kg/m²。

准则三:多吃蔬果、奶类、全谷、大豆

核心推荐:①蔬菜水果、全谷物和奶制品是平衡膳食的重要组成部分;②餐餐有蔬菜,保证每天摄入不少于 300g 的新鲜蔬菜,深色蔬菜应占 1/2;③天天吃水果,保证每天摄入 200～350g 的新鲜水果,果汁不能代替鲜果;④吃各种各样的奶制品,摄入量相当于每天 300ml 以上液态奶;⑤经常吃全谷物、大豆制品,适量吃坚果。注:老年人水果建议摄入量为 200～300g。

蔬菜水果、全谷物、奶类、大豆及其制品是平衡膳食的重要组成部分。蔬菜和水果含水分多,能量低,是各种维生素(包括维生素 C、胡萝卜素、维生素 B_2、叶酸等)、矿物质(包括钙、磷、钾、镁、铁等)、膳食纤维、植物化学物和天然抗氧化物的重要来源。多吃新鲜的蔬菜水果,对增强免疫力,防治肥胖、糖尿病、高血压、冠心病等慢性疾病和便秘都有重要作用。深色蔬菜含有更多的胡萝卜素、维生素 C、维生素 B_2 和植物化学物,因此新鲜的蔬菜尤以深色蔬菜为佳,比如深绿色的菠菜、茼蒿、莴笋叶、青菜、韭菜、萝卜缨等,红色和橘红色的番茄、胡萝卜、南瓜、红辣椒等,紫红色的红苋菜、紫甘蓝等。一般来说,叶菜的营养价值高于瓜菜,菜叶的营养价值又高于根茎部。老年人每天应该摄入多种搭配合理的蔬菜,建议每天摄入 300～450g,深色蔬菜占 1/2,最好餐餐都有蔬菜。水果虽然在营养成分方面与蔬菜有很多相似之处,但是两者营养价值还是各有特点,不可互相替代,提倡老年人天天吃水果,建议每天摄入 200～300g,而且水果要尽量新鲜,不能以果汁、水果罐头、果脯等制品来替代。

奶类营养成分齐全,且容易消化吸收,是一种高营养价值的天然食物。除了富含优质蛋白质和维生素外,奶类的钙含量也很高,而且钙、磷比例合适,还有维生素 D、乳糖、氨基酸等促进钙吸收的因子,钙的吸收利用率很高,是膳食钙的很好来源。调查显示,我国居民钙的摄入量普遍偏低,平均只达到推荐摄入量的一半左右。而且,我国老年人普遍不习惯也不喜欢喝牛奶,还有很多老年人对乳糖不耐受,喝了牛奶就腹胀、腹泻,以至于不敢喝牛奶。因此,要指导老年人选择合适的奶类或其制品,一般鼓励选择纯牛奶,不喜欢纯牛奶的可以改喝酸奶,对乳糖不耐受的也可选择酸奶或不含乳糖的牛奶,血脂高或超重、肥胖者建议选择低脂奶或脱脂奶。总之,应大力提倡老年人吃各种各样的奶制品,建议每天食用相当于 300g 液态奶的量。要注意的是,市场上有很多乳饮料,它们并不属于奶类或奶制品,其营养价值低于牛奶但优于乳酸饮料和汽水。

全谷物保留了谷物的全部成分,与精制谷物相比,含有更多的 B 族维生素、矿物质、膳食纤维等营养成分及有益健康的植物化学物。老年人可以多选用小米、玉米、燕麦、全麦粉等全谷物作为主食，比如早餐食用小米粥、燕麦粥、八宝粥等。红豆、绿豆、芸豆、花豆等大豆之外的杂豆，一般情况下整粒食用，和全谷物一样，也最大程度地保留了其天然营养成分，可以与主食搭配，比如食用含有绿豆、芸豆、糙米等的杂粮粥或杂粮饭。老年人适量摄入全谷物和杂豆，有助于降低 2 型糖尿病、心血管疾病和癌症等疾病的发病风险。

豆类及其制品是深受我国人民喜爱的传统食品。大豆含有丰富的优质蛋白质，大豆蛋白质中除了蛋氨酸外，其余必需氨基酸的组成和比例与动物蛋白质类似，而且大豆富含谷物缺少的赖氨酸，与谷物一起食用能够达到蛋白质互补。大豆还有丰富的不饱和脂肪酸、维生素 B_1、维生素 B_2、烟酸、铁、磷、钙，以及大豆皂甙、大豆异黄酮、植物固醇、大豆低聚糖等有益于健康的植物化学物，有一定的保健功效。豆浆蛋白质含量与牛奶相当，且易于消化吸收，其他营养素方面也与牛奶各具特色，应该多饮用。总的来说，豆类及其制品对于老年人，特别是患有心血管疾病的老年人来说，是很好的一类食物，对降低女性骨质疏松、乳腺癌的发病风险也有一定作用。为提高农村老年人的蛋白质摄入量，防止城市老年人过多消费肉类带来的不利影响，应大力提倡豆类，特别是大豆及其制品的消费。推荐老年人每周食用大豆 105g 或当量豆制品，相当于平均每天摄入 15g 大豆。坚果是膳食的有益补充，建议老年人适量吃坚果，平均每天摄入 10g 左右。

准则四：适量吃鱼、禽、蛋、瘦肉

核心推荐：①鱼、禽、蛋类和瘦肉摄入要适量，平均每天 120～200g；②每周最好吃鱼 2 次或 300～500g，蛋类 300～350g，畜禽肉 300～500g；③少吃深加工肉制品；④鸡蛋营养丰富，吃鸡蛋不弃蛋黄；⑤优先选择鱼，少吃肥肉、烟熏和腌制肉制品。注：老年人鱼、禽、蛋类和瘦肉的建议摄入总量平均每天 120～150g，水产类、蛋类、畜禽肉每天各 40～50g，即每周 280～350g。

鱼、禽、蛋和瘦肉是人体优质蛋白质、脂溶性维生素和矿物质等的良好膳食来源。这些动物性食物不仅富含蛋白质，而且氨基酸的组成更符合人体需要，其中蛋氨酸、赖氨酸含量较高，能和植物性食物形成蛋白质互补。

鱼、禽、蛋和瘦肉的营养价值各有特点。鱼虾等水产类食物脂肪含量较低，但多不饱和脂肪酸含量较高，特别是有些海鱼富含 n-3 长链多不饱和脂肪酸，有利于防治血脂异常、心脑血管疾病、糖尿病等疾病，应鼓励老年人每周吃 2 次以上非油煎炸的鱼，条件允许的话，还可作为动物性食物的首选，而且以海鱼为佳，并注意选择刺大而少的鱼。禽类（如鸡肉）的脂肪含量低于畜类，也是比较好的选择。蛋类营养成分全面，是营养价值很高而价格却相对低廉的一类食物，其蛋白质质量甚至要优于其他动物性食物，蛋黄是蛋类维生素和矿物质的主要集中部位，且富含磷脂和胆碱，对健康十分有益，因此吃蛋不应丢弃蛋黄。畜肉中我国居民食用最多的是猪肉,肥猪肉和猪油富含饱和脂肪酸和能量,摄入过多会导致超重、肥胖,增加很多慢性病的发病危险,因此老年人应该少吃红烧肉、东坡肉,少用猪油炒菜。瘦肉脂肪含量较少,而蛋白质和铁含量较高,且瘦肉中的铁吸收率较高,可以适量食用。动物内脏(如猪肝)富含维生素和矿物质,建议适量食用。总之,动物性食物各有其自身营养价值,但相对植物性食物来说,一般又都含有较多的脂肪、胆固醇和能量,摄入过多不利于体重控制和心血管健康,因此要强调适量食用,并倾向于选择脂肪含量相对较低的鱼类和禽类,降低猪肉的消费比例。还需强调的是,烟熏和腌制的肉类在加工过程中会产生一些致癌物,过多食用可增加肿瘤的发生风险,应当尽量少吃。建议老年人平均每天吃水产品、畜禽肉和蛋类各 40～50g,平均每天摄入鱼、禽、蛋和瘦肉总量 120～150g。

准则五:少盐少油,控糖限酒

核心推荐:①培养清淡饮食习惯,少吃高盐和油炸食品。成年人每天摄入食盐不超过 5g,烹调油 25～30g;②控制添加糖的摄入量,每天不超过 50g,最好控制在 25g 以下;③反式脂肪酸每天摄入量不超过 2g;④不喝或少喝含糖饮料;⑤儿童青少年、孕妇、乳母以及慢性病患者不应饮酒。成年人如饮酒,一天饮用的酒精量不超过 15g。

脂肪有很多生理功能,包括储存和提供能量、构成人体组织成分和某些内分泌激素、维持体温、保护脏器等。脂肪主要来源于动物性食物和烹调油;大部分食物的烹制都需要烹调油。烹调油不仅能改善食物口感,促进食欲,增加饱腹感,还是我国居民维生素 E 和必需脂肪酸亚油酸和亚麻酸的主要来源。但脂肪(包括烹调油)摄入过多,会导致超重、肥胖、高血压、冠心病、糖尿病、痛风等慢性病的发病风险增加。相关调查结果显示,我国居民平均每天摄入烹调油远远高于 25～30g 的推荐量。因此,要提倡减少烹调油用量,平时多用蒸、煮、炖、焖等烹饪方式,少用油炸,也可以用煎的方式代替炸以减少烹调油用量。外出用餐也应少点经过油炸的菜,包括一些蔬菜,如地三鲜、过油茄子、干煸四季豆等。家庭里最好采用量具定量用油,以控制总量。

烹调油包括植物油和动物油(如猪油等)。动物油中饱和脂肪酸和胆固醇的含量高,应尽量少选。植物油包括橄榄油、大豆油、花生油、玉米油、菜籽油、芝麻油等,由于脂肪酸构成不同,其营养价值也各有特点。橄榄油单不饱和脂肪酸含量高,是地中海膳食结构中的主要食用油,有利于预防心血管疾病。菜籽油中含有较多可能对健康不利的芥酸,但单不饱和脂肪酸和亚油酸含量较多,而且含有一定量的亚麻酸。玉米油和葵花子油含有较多的亚油酸,大豆油富含亚麻酸和亚油酸。与其他食物一样,烹调油的选择也应遵循多样化原则,经常更换。

食盐让食物变得美味、可口,特别是我们中国人大多喜欢吃咸的食物。食盐即氯化钠,钠是人体不可缺少的一种化学元素,有很多的生理功能,其中之一就是维持神经肌肉的兴奋性,如果钠缺少就会出现俗语说的"不吃盐没力气",但那是因为以前干重体力活多,钠随汗水丢失的量也多的原因。目前,我国居民以轻、中度体力为主,每天食盐平均摄入量为 12g,已远远超过需要量。

流行病学调查证实,人群的血压水平和高血压的患病率均与食盐摄入量密切相关。老年人特别是有家族性高血压者、超重和肥胖者,血压对食盐更敏感。高盐饮食还会改变血压昼高夜低的规律,使其变成昼高夜也高,大大增加老年人发生心脑血管意外的危险性,因此,倡导清淡少盐膳食非常重要。中国营养学会基于现实,建议我国居民(包括老年人)每天摄入食盐少于 5g。为控制食盐摄入,平时烧菜的时候可以多放醋,少放糖,多加葱、姜、蒜、菌类、海带、当归等调味。20mL 的酱油中约含 3g 盐,所以酱油也应控制总量。另外,还要少吃味精(谷氨酸钠)、酱菜和腌制食品。

添加糖是纯能量物质,我国居民糖的摄入主要来源于加工食品。过多摄入添加糖可增加发生龋齿和超重的风险,与多种慢性病的发病也有关,因此推荐每天摄入糖不超过 50g,最好控制在 25g 以下。烹调用糖尽可能少,同时少食用高糖食品。

饮料特别是高糖饮料、碳酸饮料等不宜作为水的主要来源。市场上的饮料为了口感好,一般都加了不少糖,会增加肥胖、糖尿病、龋齿等的发生风险。有些运动饮料中还含有钠离子,会增加高血压的发生风险。所以,饮料不应作为生活中常备的"水",偶尔喝可以,比如夏天长时间外出,出汗很多,盐随着汗液丢失较多,甚至有时还会出现无力、恶心、呕吐、头痛、嗜睡等"低钠"症状,或者饥饿、眩晕、手抖、无力等"低血糖"症状,可以马上喝点饮料,补充钠和糖。但还是建议不要常喝,因为平时钠和糖可以靠其他更有营养的食物或者正餐来补充,而且老年人一般情况下也不缺钠和糖,特别是超重、肥胖、高血脂、高血压、痛风、骨质疏松症等老年患者更应注意要限制。

老年人如饮酒应限量。在我国,节假日和喜庆的日子喝酒是一种传统,有助于活跃气氛,对于一部分人来说平时喝酒也是种享受和消遣方式。1g 酒精(乙醇)约含 7kcal 能量。酒中酒精含量可大致这样计算:酒精(g)=饮酒量(mL)×酒精含量(%,V/V,即度数)×0.8,比如,50ml 的 38 度白酒含酒精量为 50×0.38×0.8=15.2g。酒虽然含有能量,但其他营养素很少。长期酗酒会使食欲下降,食物摄入减少,导致营养素不能满足机体需要;还可能造成消化道黏膜损伤、肝损伤、胰腺炎,影响营养素的消化、吸收和转运,甚至引起酒精性营养不良。另外,过量饮酒还与酒精性肝硬化、高血压、脑卒中、骨质疏松症、消化道癌症、交通事故、暴力等有关。因此,从个人健康和社会安定角度而言,都应严禁酗酒。如要饮酒,也要尽可能减少饮酒量,最好选择低度酒,并在摄入一定食物后再饮酒,以减少酒精的吸收。老年糖尿病患者更不应在空腹时喝酒,以免发生低血糖。另外,患有血脂异常、高血压、冠心病、胰腺炎、肝病的老年人应忌酒,尿酸过高的老年人不宜大量喝啤酒。总之,对于饮酒,如果平时一直喝的,应尽可能减少饮酒量,原先没有喝酒习惯的,千万不要出于"适量饮酒有益于心血管健康"的角度开始喝酒,因为喝酒带来的弊远远大于利。

准则六：规律进餐，足量饮水

核心推荐：①安排一日三餐，定时定量，不漏餐，每天吃早餐；②规律进餐、饮食适度，不暴饮暴食、不偏食挑食、不过度节食；③足量饮水，少量多次。在温和气候条件下，低身体活动水平成年男性每天喝水 1700ml，成年女性每天喝水 1500ml；④推荐喝白开水或茶水，少喝或不喝含糖饮料，不用饮料代替白开水。

规律进餐、饮食有度是健康生活方式的重要组成部分，长期饮食不规律、暴饮暴食、挑食偏食、不合理节食、经常在外就餐或点重口味外卖等饮食行为会影响机体健康。老年人应该根据个人生活习惯合理安排一日三餐的时间、食物品种和量，早餐要吃好，注意鸡蛋、牛奶等蛋白质的补充，午餐和晚餐注意食物多样化、荤素搭配，晚餐不宜过于丰盛、油腻，食物尽可能采用蒸、煮、炖、清炒，少用煎炸等烹调方法。

水是生命之源，具有很多的生理功能。老年人在温和气候条件下轻体力活动时每天需至少饮水 1200mL，建议每天 7～8 杯(1500～1700mL)，具体量因个人情况和天气而不同(详见第一章)。老年人喝水应主动、少量多次，不应在感到口渴时再喝，每次饮用 200mL 左右为宜。一次性大量喝水，很可能有部分水不会被吸收利用，而且大量的水会稀释胃液，影响食物的消化，加重胃肠负担。患有肝病、肾病、心脏病的老年人短时间内大量饮水还可能会引起严重后果。老年人晨起后可空腹喝一杯水，因为睡眠时丢失水分较多，容易引起血液黏滞。不喝水的话，早餐喝稀饭来补充水分，再加上营养价值高的鸡蛋、蔬菜等，也是不错的选择。

补充水分应以白开水为宜。自来水经过统一过滤、消毒后输送到千家万户，再经煮沸成为白开水后饮用，安全又便宜。纯净水和矿泉水也是很好的选择，但相对贵些，两者的区别是：纯净水是在普通饮用水的基础上经设备反复过滤，去除细菌或某些大分子物质，因此纯净水饮用更为安全，但缺乏某些矿物质。矿泉水是流经地壳岩石或土层的地下水，溶有较多种类的矿物质。绿茶、菊花茶、大麦茶等自制茶水口感好，适合我国人民的口味，而且茶叶中还含有茶多酚等物质，具有一定的保健功能，且价格又低廉，值得推荐。

准则七：会烹会选，会看标签

核心推荐：①在生命的各个阶段都应做好健康膳食规划；②认识食物，选择新鲜的、营养素密度高的食物；③学会阅读食品标签，合理选择预包装食品；④学习烹饪、传承传统饮食，享受食物天然美味；⑤在外就餐，不忘适量与平衡。

不同类别食物有不同的营养，在挑选食物时应注意食物多样化，按类挑选、按需选购，优选当地、当季新鲜食物。烹饪时注意营养和美味的平衡，尽可能最大化保留食物的营养价值，控制食品安全风险，同时又能享受美味，提高生活品质。随着加工食品在膳食结构中的比例增大，老年人还应学会读懂预包装食品标签和营养标签，了解食物的原料组成、能量和三大产能营养素等的含量,慎选高油、高盐、高糖食品。

准则八:公筷分餐,杜绝浪费

核心推荐:①选择新鲜卫生的食物,不食用野生动物;②食物制备生熟分开,熟食二次加热要热透;③讲究卫生,从分餐公筷做起;④珍惜食物,按需备餐,提倡分餐不浪费;⑤做可持续食物系统发展的践行者。

饮食文化是健康素养、信仰、情感、习惯等的重要体现。讲究卫生(如公筷公勺、分餐制)、珍惜食物、拒绝食用"野味"等既是个人健康素养的体现,也是一个社会文明的象征。

勤俭节约是中华民族的传统美德。食物资源宝贵,应尊重劳动,珍惜食物,杜绝浪费。居家养老的老年人,应按需购买食物,既保证食材新鲜,又避免浪费。烹饪食物不宜过多,最好是多样化,每样小分量,可以几样食物一起烹饪,比如西红柿土豆炖牛肉、炒地三鲜(茄子、土豆和青椒),这样又能食物多样、营养齐全,又能当餐吃完不浪费。剩菜剩饭应放冰箱冷藏,尽量在短时间内食用完毕。剩饭可以直接加热,也可以做成稀饭、蔬菜粥、炒饭,肉类可以切小块或丝,和新鲜蔬菜一起炒,叶菜不宜储存,最好一次吃完。

食物储存时间过久除了引起外观性状、口感等的变化,还会影响其营养价值和安全性,比如细菌、真菌大量繁殖产生毒素,脂肪氧化酸败。食物除了细菌、真菌、病毒、寄生虫和昆虫等的生物性污染,还有化学性污染、物理性污染。因此,要提倡食用新鲜卫生的食物,这是预防食源性疾病、实现食品安全的最基本措施。老年人免疫力较低,容易出现食品安全问题,更应引起重视。吃新鲜卫生的食物,首先在采购时要注意仔细挑选,通过看、触、闻鉴别食物的新鲜度,警惕非法添加物,看清食物的生产日期和保质期,不选"三无"产品,少选腌制、熏制、酱制等加工食品。然后进行合理的储存、加工、烹调(详见本章第一节)。厨师应该衣帽整洁,勤洗手,每年体检,持有健康合格证,并保证就餐环境、餐具卫生。在外就餐或者在食堂集体用餐的老年人,提倡分餐制,吃一份简单的饭菜。自助餐也是分餐的一种,应该少量多次取用,避免一次取用过多而造成浪费,取食物时应注意多样化、荤素搭配。不推荐围桌聚餐,如果吃桌餐,建议用公勺、公筷,倡导节约、卫生、合理的饮食"新食尚",减少浪费的同时,把好病从口入关,减少疾病传染机会。

(二)老年人膳食指南

中国营养学会在"一般人群膳食指南"的基础上,针对老年人的特点补充了"老年人膳食指南",本指南适用于年龄在65岁及以上的老年人,分为65~79岁的一般老年人和80岁及以上的高龄老年人两部分。

1.一般老年人膳食指南

核心推荐：①食物品种丰富,动物性食物充足,常吃大豆制品；②鼓励共同进餐,保持良好食欲,享受食物美味；③积极户外活动,延缓肌肉衰减,保持适宜体重；④定期健康体检,测评营养状况,预防营养缺乏。

2.高龄老年人膳食指南

核心推荐：①食物多样,鼓励多种方式进食；②选择质地细软,能量和营养素密度高的食物；③多吃鱼禽肉蛋奶和豆,适量蔬菜配水果；④关注体重丢失,定期营养筛查评估,预防营养不良；⑤适时合理补充营养,提高生活质量；⑥坚持健身与益智活动,促进身心健康。

3.实践应用

由于老年人牙齿缺损、消化液分泌减少、胃肠蠕动减弱,咀嚼、消化能力都下降,容易出现食欲下降和早饱现象,造成食物摄入量不足。因此,应选择适合老年人的食材和烹饪方法,使烹制的食物松软易于咀嚼和消化吸收,也可以少量多餐,采用三餐两点制或三餐三点制增进食量。

考虑到老年人的作息和生活习惯,早餐宜安排在 6：30—8：00,午餐宜安排在 11：00—12：30,晚餐宜安排在 16：30—18：00。老年人进食较慢,应给予足够的进食时间,细嚼慢咽,不宜狼吞虎咽,以防发生误吸和噎食。曾有老年人因大口快速吞咽馒头、汤圆导致噎食的事件,应引起重视。三餐的能量和营养素分配要合理,早、中、晚三餐的能量应分别约占全天总能量的 30％、40％、30％,或者三餐各减 5％～10％分到加餐中。

三餐应定时定量,不宜饥一顿饱一顿或者暴饮暴食,以免引起胃肠道疾病。早餐对老年人的健康很重要,不吃早餐,容易引起能量及其他营养素不足以及低血糖。老年人的早餐可以选择馒头、包子、花卷、面包、麦片、粥或者蒸煮的不含油盐糖的土豆、玉米、芋艿、红薯等作为主食,再加上适量的牛奶、鸡蛋或大豆制品以及部分新鲜的蔬菜、水果。我国老年人由于饮食习惯的缘故,早餐很容易缺少蛋白质和新鲜的蔬菜、水果。老年人的蛋白质摄入量相对于成年人不应减少,而且三餐分配应该比较均匀,这样才有利于吸收利用,但由于我国的早餐不习惯有鱼和肉,蛋白质常常会不足,因此应该注意早餐中有鸡蛋、牛奶、豆浆、豆腐脑等食物。有些老年人习惯常年喝稀饭加咸菜,很容易引起营养不良,应及时纠正。午餐起着一天之中承上启下的作用,应该秉着均衡饮食的原则吃好。老年人晚上夜活动少,睡眠早,能量消耗量低,晚餐要适量,以少脂肪、易消化的食物为宜,不能吃得过于丰盛、油腻,以免加重胃肠道消化负担,影响睡眠,否则久之还会增加肥胖、糖尿病、心血管疾病的风险。

加餐可以补充能量,也是一种生活享受,有助于缓解不良情绪。加餐的食物最好选择相对健康的食物,比如水果、牛奶及其制品、坚果等。其中坚果营养丰富、味道好,而且研究发现每周吃少量的坚果有益于心血管健康,但坚果能量很高,也不宜过量。老年人每天的食物也要多样化,最好每天摄入 12 种以上。

条件允许的话,老年人最好和家人或朋友一起在家进餐,享受食物和亲情、友情。就餐时的心情也影响老年人的进食量和营养状况。一般来说,和家人或朋友一起进餐,分享食物、互相交流,能够增加进食的乐趣,增进食欲,还能帮助老年人消除孤独感,有利于心理健康。所以,居家养老的老年人最好和家人一起进餐,条件不允许时可以前往社区老年食堂就餐,机构养老的老年人最好前往食堂进餐。

此外,老年人还要重视预防营养不良和贫血。老年人因为咀嚼、吞咽功能障碍,或者情绪欠佳,可能会导致食欲减退,进食量减少,再加上含铁丰富且容易吸收的动物性食物质偏硬,如果做得不够酥烂的话,容易出现咀嚼困难,有些老年人因担心动物性食物中含有较多的饱和脂肪酸和胆固醇,会主动减少摄入甚至拒绝食用。因此,老年人相对容易患营养不良和贫血。

营养不良最明显的表现是体重不足。老年人过瘦,会对健康造成一系列危害,比如蛋白质合成减少,抗体减少,机体免疫功能下降,抵抗力变差,容易患各种疾病(包括骨折);伤口不容易愈合,疾病不容易康复;不能很好地对付各种应激事件;容易出现淡漠、倦怠、抑郁、易激惹、神经质、失眠等精神神经症状。防治营养不良的最好措施就是鼓励多进食营养丰富的各种食物,可以适当增加进餐次数,延长进餐时间,也可以适当补充营养素制剂,同时积极治疗原发病。老年人应监测体重,以维持 BMI 在 $20.0 \sim 26.9 \mathrm{kg/m^2}$ 比较合适。不要求偏胖的老年人快速降低体重,稳定维持适宜体重即可,老年人没有主动减重却在短时间内体重急剧下降,常常是重大疾病和不好预后的征兆,应加以重视。

贫血同样可使机体免疫功能下降,容易患各种疾病且不易康复。而且由于血红蛋白携氧能力减弱,可使神经肌肉系统、心脏缺氧,容易出现疲乏、无力、头晕、耳鸣、心悸、记忆力衰退、神情淡漠、抑郁、稍微活动就气急、面色苍白、出冷汗等症状和认知功能下降。防治贫血的措施有增加进食量,调整膳食结构,多摄入猪肝、猪血、瘦肉、鱼等动物性食物,适当选用含铁的强化食物和营养素补充制剂,同时积极治疗原发病。

二、膳食宝塔

膳食宝塔把平衡膳食的原则转化成各类食物的重量,并以直观、容易理解的宝塔形式表现出来,告诉人们每天应吃食物的种类及相应的量,以便于在日常生活中实行。为方便老年人和一般人群推荐量的比较,我们在中国居民平衡膳食宝塔(2022)中还标出了65 岁及以上老年人的推荐量(图 2-1)。

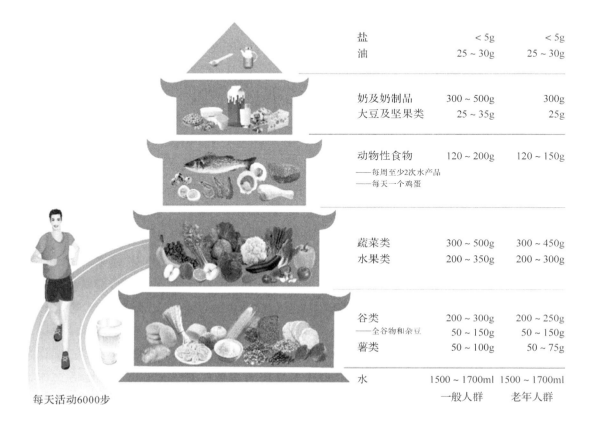

图 2-1 中国居民平衡膳食宝塔(2022)和老年人群推荐量

(一)膳食宝塔说明

中国居民平衡膳食宝塔(2022)共分五层,包含每天应摄入的主要食物种类,并利用各层面积的大小,来说明每天各类食物的合理摄入量。谷薯类位居底层,每天应摄入250~325g;蔬菜和水果位居第二层,每天分别应摄入300~450g和200~300g;畜禽肉、水产品、蛋类等动物性食物位居第三层,每天应摄入120~150g(畜禽肉、水产品、蛋类各40~50g);奶及奶制品和大豆及坚果类位居第四层,每天应吃奶及奶制品300g,大豆及坚果类约25g。膳食宝塔的顶层是烹调油和食盐,每天烹调油25~30g,食盐不超过5g。膳食宝塔建议的食物重量是指食物可食部分的生重,比如平时吃的米饭、粥应折算成米的重量,面包、馒头、面条应折算成面粉的重量。膳食宝塔还强调应足量饮水和增加活动量。在温和气候条件下轻体力活动时每日应饮水1500~1700mL(约7~8杯),高温或重体力活动时应适当增加。在身体条件允许的情况下,每天应主动进行累计相当于步行 6000 步以上的身体活动。

(二)膳食宝塔的应用

在参考膳食宝塔制作膳食的时候,应该根据具体情况灵活应用,比如,宝塔中给出的食物量是一个范围,老年人可以根据自身的年龄、性别、身高、体重、劳动强度等情况进行适当调整。在搭配食物的时候,应该遵循多样化原则,比如宝塔中的畜禽肉、水产品、蛋类各 40～50g,可以今天蛋类 50g、河虾 75g,明天蛋类 50g、白斩鸡 75g,后天蛋类 50g、鲈鱼 100g。应该指出的是,膳食宝塔只是告诉我们应该努力的方向,并不是让每一天都要严格遵循宝塔建议的量来进食,比如居家养老的老年人如果觉得烧鸡、烧鱼比较麻烦,也可以每个星期烧 2～3 次鱼,或者每周烧 1 次鸡,每次量多吃一点。只要做到一段时间内,各类食物的摄入量大致与宝塔建议的一致就无妨。另外,由于我国幅员辽阔、地大物博,各地的饮食习惯和物产都不尽相同,不同地区可以因地制宜,充分利用当地资源,灵活运用膳食宝塔,比如牧区可以适当多吃奶类,渔区可以适当多吃鱼、虾、蟹类,同时少吃其他动物性食物。

知识链接 4

老年人吃粗粮有什么好处

1.粗粮含有丰富的 B 族维生素和矿物质

B 族维生素包括维生素 B_1、维生素 B_2、维生素 B_6、烟酸、泛酸等,在体内主要以辅酶的形式参与三大营养素的代谢,使这些营养素为机体提供能量,还有增进食欲,增强消化功能,维护神经系统正常功能等作用。B 族维生素主要集中在谷粒的外层。比较而言,粗粮的加工一般不追求精细,所以 B 族维生素含量比细粮高。此外,粗粮中的钾、钙及植物化学物的含量也比较丰富。

2.粗粮中膳食纤维含量高

膳食纤维进入胃肠道,能吸水膨胀,使肠内容体积增大,大便变软变松,促进肠道蠕动,起到润便、防治便秘的作用;同时缩短粪便通过肠道的时间,使酚、氨及细菌毒素等在肠道内停留的时间缩短。另外,粗粮中膳食纤维多,能量密度较低,可使摄入的能量减少,有利于控制体重,防止肥胖。

3.调节血糖

粗粮或全谷类食物餐后血糖变化小于精制的米面,血糖指数较低,可延缓糖的吸收,有助于糖耐量的改善及糖尿病患者的血糖控制。世界卫生组织、联合国粮农组织和许多国家糖尿病协会、营养师协会都推荐糖尿病患者采用高纤维、低血糖指数的粗粮来控制血糖和体重。

4.防治心血管疾病

粗粮中含丰富的可溶性膳食纤维,可减少肠道对胆固醇的吸收,促进胆汁的排泄,降低血胆固醇水平。同时富含植物化学物如木酚素、芦丁、类胡萝卜素等,具有抗氧化作用,可降低发生心血管疾病的危险性。

(吴育红,王慧铭)

第三章　老年人常见疾病的营养

第一节　蛋白质-能量营养不良

一、概　述

营养不良是一种慢性营养缺乏性疾病,因人体膳食摄入过少,能量和(或)蛋白质长期不能满足机体需要所致,所以也常称为蛋白质-能量营养不良(protein-energy malnutrition, PEM)。BMI<$18.5kg/m^2$ 即可诊断为 PEM。PEM 常表现为消瘦、水肿、精神萎靡、易疲乏、头晕、畏寒、注意力不集中、记忆力减退、易感染。

PEM 根据原因可分为原发性和继发性,根据临床表现又可分为干瘦型、水肿型及混合型。我国以轻症混合型为常见,多属继发性营养不良。老年人特别是术后恢复不良或伴有结核病、消化道疾病、癌症等常发生 PEM。有些老年人长期节食、素食、过于严格控制体重也可导致 PEM。老年人营养不良除了体力下降、免疫力降低,还可能导致与老年人走路乏力、内脏下垂、骨质疏松等都有关的肌肉衰减综合征。及时诊治原发性疾病、加强营养教育、增加膳食摄入量是防治 PEM 的主要措施。

二、营养治疗与护理

(一)营养治疗

PEM 老年患者治疗上主要是合理增加能量和蛋白质,特别是优质蛋白质的摄入,同时注意维生素和矿物质的补充。继发性 PEM 患者还要注意原发疾病的治疗。PEM 营养治疗的目的是使患者体重逐渐增加,接近理想体重,增强其机体抵抗力。

1.增加食物摄入量　PEM 患者要增加能量摄入,主要是增加富含蛋白质和碳水化合物的食物的摄入,包括主食和副食的所有健康食物,都应鼓励多摄入。烹饪时应尽量提供多样化的食物,并根据老年人的需要,将食物切细切碎,保证食物容易咀嚼、吞咽和消化吸收,而且要注意兼顾食物的色、香、味、形,以促进老年人食欲。胃口较差者,可以少食多餐,每天除正餐外,还可在餐间和晚上进食点心。另外,能进食固体食物的患者,尽量不用能量相对较低的流质食物,不能进食固体食物的患者,也应逐渐增加流质或半流质饮食的量,情况允许的话应逐步过渡到普通饮食。

2.增加富含蛋白质的食物的摄入　PEM 不管是干瘦型、水肿型还是混合型,都应该增加富含蛋白质的食物的摄入,特别是富含优质蛋白质的食物,比如畜肉、禽肉、鱼虾、鸡蛋、豆制品等。鸡肉、鱼虾味道鲜美,且肉质嫩,很适合老年患者食用。畜肉和较老的禽肉,可以切细、切碎或经长时间烹煮,使食物易于消化吸收。鸡蛋、牛奶、豆腐等食用方便,应鼓励患者多摄入。一般地,老年人只要肾功能正常,对蛋白质的需要量比青壮年要略高,每餐可摄入 25～30g 蛋白质。PEM 患者如为水肿型,还可根据自身情况酌情增加蛋白质的摄入量。

3.肠内肠外营养　不宜经口进食者,可经胃管等间歇注入或持续滴注要素饮食,也可经静脉给予胃肠外营养治疗。管饲营养时要注意滴注速度由慢到快,营养液浓度由低到高,使患者逐步适应。胃肠外营养时,要考虑到老年人常有心肺功能、肾功能不全,注意控制静脉输入液体的量和速度。不管是肠内营养还是肠外营养,都应监测血糖、尿素氮、钾、钠、钙、磷水平的变化。另外,重度贫血者和重度低白蛋白血症者,还可少量多次输血和输血浆白蛋白。

(二)营养护理

1.营养教育　PEM 老年患者应积极治疗原发病,改变挑食、节食、长期素食等不良饮食习惯。有些老年人认为越瘦越健康,长期严格控制体重,但近年来研究发现,老年人体重比理想体重稍高一点可能是最理想的状态。老年人体重过轻、蛋白质不足,不仅体力和免疫力下降,还会造成肌肉衰减、肌力下降,甚至逐步发展到难以站起、平衡障碍、极易摔倒引起骨折等情况,最终严重影响老年人的生活质量。因此,老年人要注意合理营养、平衡膳食,摄入充足的蛋白质,不仅能提高机体免疫功能,还能提高肌肉蛋白质合成,减缓老龄化引起的肌肉衰减。有些老年人常年咸菜配稀饭,或者长期以流食为主,可能也是发生 PEM 的原因。医务人员应加强与患者的交流,了解患者发生 PEM 的相关因素,耐心细致地做好营养教育,争取患者主动配合,才能提高其营养治疗的依从性。

2.适度体育锻炼　PEM 老年患者应进行适度的体育锻炼,以促进身体康复,特别是肌肉和心肺功能的康复。轻度 PEM 患者可进行太极拳、台球、散步、慢跑等体育锻炼，中重度 PEM 患者早期以卧床休息为主，随着能量和蛋白质摄入的增加，可逐渐增加下床活动的次数，并过渡到轻度体育活动。PEM 老年患者锻炼要注意循序渐进，量力而行，注意自身的平衡和柔韧性，以防跌倒和骨折。

3. 其他　PEM 老年患者在加强营养的同时，还应有充分的睡眠和休息时间，每周测体重 1 次。重症 PEM 患者，还应做好口腔及皮肤的清洁护理工作。

三、食物的选择

（一）宜选食物

宜选食物：富含蛋白质的食物，如瘦肉、鱼虾、蛋类、奶类及其制品、豆类及其制品等；蔬菜，如胡萝卜、番茄、西兰花、豌豆苗、荠菜、芹菜、茄子、木耳菜、黄花菜、菠菜、小白菜、青菜、蘑菇、空心菜等；水果，如香蕉、苹果、梨、杧果、橘子、葡萄、红枣、西瓜等；还有米饭、面条、馒头、蛋糕、水饺、土豆等各色主副食。患者可根据自身情况，尽可能选择营养密度高的多样化的食物，必要时也可酌情选用要素膳。

（二）少选或忌选食物

少食辣椒、胡椒等刺激性食物；少食膨化食品、油炸食品、快餐等营养密度相对较低的食品；戒烟、戒酒；少饮用咖啡等兴奋性饮料。

 知识链接 5

体重不足对老年人健康有一系列的负面影响

老年人营养不良最明显表现为体重不足。体重不足是长期膳食能量、蛋白质摄入不足的结果，同时也可能伴有其他微量营养素供给不足。体重不足会对老年人健康产生一系列危害。

1. 增加疾病的易感性

体重下降往往伴有体内代谢改变，蛋白质合成减少，出现负氮平衡，抗体合成减少，免疫功能和抵抗力下降，以致增加对疾病的易感性，急性和慢性传染病的发病机会增多。

2.骨折率上升

在一定范围内体重与骨密度呈正比,故轻体重者易骨折;而且瘦弱者在摔倒时缺少脂肪保护,亦易致骨折。

3.损伤及外科伤口愈合缓慢

当机体进行大面积伤口愈合时,需要较多的能量和蛋白质,饮食中往往不能提供其全部营养需要,因此,缺乏组织储备的瘦弱者,愈合过程很慢。

4.易出现精神神经症状

体重不足的人可能会出现冷淡、易激怒、倦怠、精神抑郁、神经质、不安或失眠的趋势。

5.某些应激状态者的耐受力低下

应激状态如连续的体力活动、受损伤、环境刺激、饥饿、外科手术等,正常者可增加激素分泌,调动体内代谢以对付应激状态,而消瘦者不能很好地应付应激状态。

6.对寒冷抵抗力下降

瘦弱者缺少正常量的体内脂肪来防止身体的过量散热,因而易出现畏寒症状。

7.经不起疾病消耗

发烧或患慢性消耗性疾病时,易变得更瘦,因其缺乏脂肪储存而只能使组织蛋白质燃烧以提供能量。

第二节　骨质疏松症

一、概　述

骨质疏松症是一种系统性骨病,其特征是骨量下降和骨的微细结构破坏,表现为骨的脆性增加,主要症状有疼痛、身长缩短、骨折(图3-1)、呼吸功能下降。骨质疏松症分为原发性和继发性骨质疏松症。原发性骨质疏松症是随着年龄的增长必然发生的一种生理性退行性病变,包括绝经后骨质疏松症和老年性骨质疏松症。继发性骨质疏松症常由疾病、药物等因素引起。

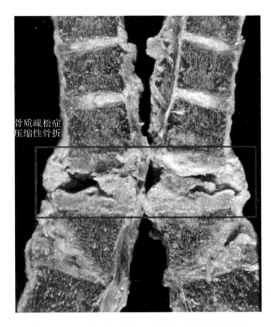

骨质疏松症
压缩性骨折

图 3 - 1　骨质疏松症导致压缩性骨折

骨质疏松症女性患病率高于男性。由于其较高的患病率和严重的骨折后果,现已成为威胁我国老年人健康的重大社会问题。骨质疏松症除了与年龄、性别、激素有关,还与营养不良、体重偏瘦、钙和维生素 D 摄入不足、吸烟、酗酒、制动、跌倒、长期卧床、长期服用糖皮质激素、体力活动过少、光照减少等因素有关。营养干预是防治骨质疏松症的重要措施。

二、营养治疗与护理

治疗骨质疏松症只能延缓骨质丢失,不能复原骨质和治愈疾病。因此,骨质疏松症重在预防,只有早防早治才能延缓骨质疏松症的发生、避免骨折。合理营养、经常性运动和良好的生活方式是预防骨质疏松症的基本措施。

(一)营养治疗

1.钙和维生素 D 的摄入　钙是骨矿物质中最主要的成分。成人体内约有 1.0～1.2kg 的钙,这需要从胎儿到出生后 30 年左右的积累。成年后虽然骨骼长度不再增长,但骨骼密度依然不断增加,30 岁左右达到峰值骨量。因此,骨质疏松症重在预防,年轻时应摄入充足的钙,以提高峰值骨量,维持峰值骨量的时间,为骨形成提供充足的钙源,才能延缓骨质疏松症的发生并减轻其严重程度。维生素 D 在肠道以钙结合蛋白的形式增强肠道内钙的吸收,促进骨矿化,它与甲状旁腺素、降钙素等一起维持血钙、磷的稳定。

对于老年人是否需要增加钙和维生素 D 的摄入仍有争议。2015 年 9 月《英国医学杂志》(BMJ)发表了两篇高级别证据类型的系统性综述和荟萃分析,分析了年龄超过 50 岁的人群补钙与骨密度、骨折之间的关系,结果发现增加膳食(包括牛奶及其制品)钙的摄入或补充钙剂(不管有没有维生素 D)只能使骨密度少量的、不可持续的增加,不能有效预防骨折。补钙预防骨折的证据微弱且不一致。BMJ 的一篇社评认为需要进一步荟萃分析比较不同血清浓度维生素 D 时从膳食或制剂中补钙对骨折的影响,并进一步评估牛奶及其乳制品以及其他食物对于骨折风险的影响。由于目前的证据倾向于支持老年人补钙(不管有没有维生素 D)不能降低骨折风险,单纯补充钙剂甚至会增加便秘、心血管疾病、肾结石、急性胃肠道症状等的风险,因此,老年人如果没有证据显示钙不足的话,不应盲目补充钙剂。同样,另有研究发现,健康的成年人补充维生素 D 制剂不能有效改善骨密度、预防骨质疏松症,提示健康老年人可能也无须盲目补充维生素 D 制剂,但年老体弱、常年在室内很少外出的可适当补充。由于从食物中获取钙和维生素 D 的安全性,我国膳食指南仍建议老年人合理选择高钙食物。

2.少吃钠盐和高磷食物　钠与钙在肾小管重吸收的过程中会发生竞争,膳食中高钠,血钠浓度增加,重吸收增加,钙的重吸收就会减少而使尿钙排泄增多,导致钙代谢负平衡。因此,少吃钠盐是预防骨质疏松症的饮食措施之一。磷是人体钙磷代谢中不可缺少的营养素,一般情况下,人体很少出现磷缺乏,相反,要注意磷摄入过多,因为血磷浓度高会抑制活性维生素 D 的生成,减少肠钙吸收。

3.适量蛋白质　蛋白质摄入量过低或过高都不利于骨骼健康。蛋白质是骨骼构成的重要元素,蛋白质缺乏,骨基质蛋白合成不足,会影响新骨的形成,进而容易出现骨质疏松。但蛋白质摄入过高,又会减少肾小管内钙的重吸收,蛋白质代谢产生的磷酸盐残基在肾小管中与钙形成复合物也不利于钙的吸收,因此高蛋白膳食能促进尿钙排出,特别是在低钙摄入时尤为明显。因此,蛋白质摄入要适量。

4.多吃蔬菜水果和富含黄酮类物质的食物　维生素 C 是合成骨基质羟脯氨酸不可缺少的成分,很多蔬菜水果都富含维生素 C,小白菜、花椰菜、油菜心等本身含钙也比较丰富。一项对 1000 名妇女所做的研究结果显示,饮食中蔬菜水果较多的妇女,其骨密度显著高于饮食中蔬菜水果少的妇女。另外,研究发现大豆异黄酮或其代谢产物能够与绝经后妇女成骨细胞内的雌激素受体结合,加强成骨细胞的活性,促进骨基质的产生、分泌和骨矿化,抑制骨吸收,从而改善骨质疏松。因此,老年人特别是以动物性食物为主者,应该鼓励其多吃蔬菜水果和富含黄酮类物质的植物性食物(如大豆类)及其制品。

5.少饮酒、咖啡　酒精可通过损害肝脏等器官抑制钙和维生素 D 的摄取和代谢,并抑制维生素 D 的活化;酒精还有直接对抗成骨细胞的作用。男性骨质疏松症与酗酒关系尤其明显。咖啡因不仅能在胃肠道与钙结合,阻止钙吸收,还能与人体内的游离钙结合,促进尿钙排出。游离钙减少引起骨钙溶解,从而导致骨质疏松症和骨折危险性的增加。美国一项针对 980 名 50～98 岁的中老年妇女的调查结果发现,长期每天饮两杯以上咖啡而不饮牛奶的妇女,无论年龄和肥胖程度如何,其髋骨和脊椎的骨密度都显著低于同龄不喝咖啡的女性,且骨密度降低程度与喝咖啡习惯的时间和饮用量有关。但是,研究也发现,少量饮用咖啡,比如每天饮用 1 杯咖啡饮料(约 180mL,含 100mg 咖啡因)不会导致骨钙丢失。另外,汽水、可乐等碳酸饮料,平时一般的饮用量也不会增加骨质疏松症和骨折的发病风险。

(二)营养护理

1.鼓励经常性运动 经常性运动是防治骨质疏松症的有效手段。经常性运动可以保持对骨骼、肌肉系统的刺激,增强新陈代谢,避免废用性骨质丢失;还能矫正骨骼变形,提高机体灵敏度以及平衡能力,防止跌倒,减少骨质疏松性骨折;运动还可以刺激睾酮、雌激素、生长激素、胰岛素样生长因子等分泌增加,有利于骨矿化,提高骨密度;室外运动促进体内合成维生素 D,有利于肠道钙的吸收。相反,缺乏运动是引起骨密度下降的一个非常重要的危险因素。研究表明,长期卧床可造成尿钙排泄增多,骨密度下降,卧床休息、瘫痪和骨折后 1 年内骨密度均可下降 40%。建议老年人采取运动强度较低、频率较小的户外有氧运动,如快走、慢跑、做健身操、打太极拳等。老年人运动时要量力而行,防止运动性损伤或其他危险。

2.建立良好的生活方式 吸烟会使骨钙丢失,加速骨吸收,还可加速雌激素的灭活和分解,而雌激素减少可促进骨骼动脉的粥样硬化,影响骨组织的营养供给和新陈代谢;吸烟者相对易厌食,导致钙摄入减少,而且吸烟者肺功能常受影响,从而使锻炼受限,因此要鼓励老年人戒烟。另外,在保证充足睡眠的基础上,还要鼓励老年人尽可能减少卧床和看电视的时间,代之以经常性的户外活动。一般每天日晒 15min,即可满足维生素 D 的需要。

3.预防性用药 骨质疏松症的预防性药物主要有雌激素和阿伦磷酸盐。对于围绝经期妇女,雌激素替代治疗具有肯定的预防作用,不适宜雌激素替代疗法者,可用阿伦磷酸盐和植物雌激素。

4.定期体检 定期进行健康体检,测量骨密度,早期发现,早期治疗,对预防骨折的发生有重要意义。服用能促进骨质疏松的药物,如含铝的抗酸药、巴比妥盐、皮质类固醇、肝素、异烟肼、甲氨蝶呤、苯妥英钠、左旋甲状腺素等,更应注意定期检查。另外,还要保持健康体重,营养不良也会导致或加重骨质疏松症。

三、食物的选择

(一)宜选食物

宜选食物:含钙高的食物,如牛奶、虾皮、芝麻、紫菜、海带等;含维生素 D 丰富的食物,如沙丁鱼、鲑鱼、青鱼、牛奶、鸡蛋等;含维生素 C 丰富的食物,如酸枣、刺梨、樱桃、猕猴桃等;各种蔬菜和水果。主要是注意平衡膳食。

(二)少选或忌选食物

忌用高磷酸盐添加剂;少选动物内脏如猪肝等,因其含磷量比钙高 25～50 倍,不利于钙的吸收和利用;少选过咸、过甜的食物;不宜长期大量喝咖啡;戒酒。

第三节 痛 风

一、概 述

痛风是尿酸以单钠盐的形式沉积在骨关节、肾脏和皮下等部位,引起反复发作的急、慢性炎症和组织损伤,表现为痛风性关节炎、痛风肾和痛风石等症状,与人体内嘌呤代谢紊乱和(或)尿酸排泄障碍所致的高尿酸血症直接相关。嘌呤在体内参与遗传物质核酸的代谢,有重要的生理功能,嘌呤在体内代谢的终产物为尿酸。老年人血尿酸超过 $420\mu mol/L(7mg/dL)$,可诊断为高尿酸血症,高尿酸血症不一定都发展为痛风,但痛风的发生与高尿酸血症的水平和持续时间有关。一般来说,随着年龄的增长,尿酸水平和痛风患病率也增高。

痛风是遗传和环境因素(特别是营养因素)共同作用的结果,常与超重/肥胖、糖脂代谢紊乱、高血压、动脉硬化和冠心病等一起发生。我国以前痛风发病率较低,近年来,随着人们生活水平的提高,饮食结构和生活方式发生了改变,痛风发病率也显著增高。避免高嘌呤饮食、适当调整生活方式、保持理想体重是痛风长期治疗的基础。

二、营养治疗与护理

(一)营养治疗

人体尿酸来源有两个途径,外源性占 20%,来自富含嘌呤或核蛋白的食物;内源性占 80%,由体内细胞代谢分解的核酸和其他嘌呤类化合物分解而来。因此,痛风的营养治疗,主要是指通过限制外源性嘌呤、核蛋白的摄入,减少尿酸来源,同时促进尿酸排泄,以降低血尿酸水平。

1. 限制嘌呤饮食 根据病情,调整膳食中的嘌呤含量,少选嘌呤含量高的食物。急性期,应严格限制嘌呤,以低嘌呤食物为主,如谷类、面粉类、牛奶及其制品、蛋类和蔬菜水果。缓解期,可选中嘌呤食物,如畜肉、禽肉、鱼虾类,但应适量。无论是急性期还是缓解期,均应避免高嘌呤食物,如动物内脏、沙丁鱼、凤尾鱼、鲭鱼、鲥鱼、牡蛎、蛤蜊、小虾、淡菜、浓肉汁、浓鸡汤、鱼汤、火锅汤等。由于食物中的嘌呤可溶于汤内,故肉类、鱼类建议煮后弃汤再进行烹调。食物中嘌呤含量见表 3-1。

表 3-1 食物的嘌呤含量分类

分 类	食 物
低嘌呤食物	大米、富强粉、通心粉、面条、面包、馒头、玉米;白菜、卷心菜、芹菜、韭菜、黄瓜、苦瓜、冬瓜、南瓜、丝瓜、茄子、豆芽菜、青椒、胡萝卜、洋葱、番茄、西葫芦、莴苣、马铃薯、芋头;鸡蛋、鸭蛋、皮蛋;牛奶、奶粉、芝士、酸奶;橙、橘、苹果、梨、桃、西瓜、哈密瓜、香蕉;红枣、葡萄干、瓜子、杏仁、栗子、莲子、核桃仁、枸杞、茶
中嘌呤食物	绿豆、豌豆、菜豆、四季豆、豆腐干、豆腐;猪肉、牛肉、羊肉、兔肉、鸡肉、鸭肉、鹅肉、鸽子肉、鹌鹑肉、火腿;鳝鱼、鲤鱼、草鱼、鲑鱼、鳕鱼、鲈鱼、鱼丸、鳗鱼、虾、龙虾、乌贼、螃蟹;鲜蘑、芦笋、菠菜
高嘌呤食物	猪肝、牛肝、猪小肠、脑、胰脏、带鱼、鲇鱼、沙丁鱼、凤尾鱼、鲢鱼、鲱鱼、鲭鱼、小鱼干、鱼子、牡蛎、蛤蜊、鸡汤、肉汤、火锅汤、酵母粉

2. 控制总能量 痛风患者的能量供给较正常人应减少 10%~15%。限制总能量可使患者体重下降,有助于病情控制。但减肥也应循序渐进,不可过急,因减得过快体内会产生大量酮体,排出时与尿酸相互竞争,抑制尿酸排出,促使痛风急性发作。

3. 低脂肪饮食 限制脂肪摄入的清淡饮食,一方面可以减少能量的摄入,有助于患者减轻体重;另一方面可以减少脂肪分解产生的酮体,以免酮体过多阻碍尿酸从肾脏排出。

4.减少碳水化合物摄入　我国老年人能量摄入以碳水化合物为主,减重也需同时控制碳水化合物,包括米面等主食和高糖食物、高糖饮料。果糖能使腺嘌呤核苷酸分解代谢加强,促进尿酸生成,也应控制。蜂蜜含果糖较多,蔗糖和甜菜糖分解后会产生果糖,都应少食用。

5.限制蛋白质饮食　很多富含蛋白质的食物都是中高嘌呤食物,因此,痛风患者应限制蛋白质饮食。牛奶、鸡蛋无细胞结构,不含核蛋白,是痛风患者补充蛋白质的理想食物,但酸奶中含乳酸较多,乳酸与尿酸会竞争排泄,对痛风患者不利,故不宜多饮用。蛋白质摄入量还要考虑患者肾功能,痛风性肾病患者肾功能尚可时,应补充丢失的蛋白质,但出现氮质血症、肾功能不全时应科学限制蛋白质的摄入。

6.多饮水,忌饮酒　鼓励患者多饮水,增加尿量,可促进尿酸排出,有助于防止尿酸盐的形成和沉积。痛风患者只要肾功能正常,每天可喝水 2000～3000mL,保持尿量在 2000mL 以上。饮酒后体内乳酸增加,乳酸对尿酸的排泄有竞争性抑制作用,从而使尿酸排泄减少;经常饮酒,还可促进嘌呤合成,使血尿酸增高;如在饮酒的同时进食高嘌呤、高蛋白、高脂肪食物,更易引起痛风急性发作,因此建议痛风患者禁酒。

7.限盐　食盐中的钠能促使尿酸沉淀,老年痛风患者,尤其是合并高血压、冠心病及肾病时,每天钠盐摄入量最好限制在 3g 以内。

8.多吃新鲜蔬菜和水果　患者要控制体重,在减少主食、动物性食物的同时,可增加热量相对较低的蔬菜和水果。除了少数蔬菜含中等量的嘌呤外,大多数的蔬菜和水果含嘌呤很少或基本不含嘌呤。另外,新鲜的蔬菜水果还有助于保持尿液碱性,可增加尿酸的溶解度,有利于尿酸排出。

(二)营养护理

1.营养教育　痛风常伴随高血压、高脂血症、肥胖症、糖尿病等疾病中的一种或数种一起发生,这些代谢性疾病的存在也增加了痛风发病的危险或加重了其症状,因此患者在避免高嘌呤饮食的同时,还要积极治疗其他疾病,包括行降压、降脂、减重、改善胰岛素抵抗等综合治疗。

2.适当调整生活方式　劳累、受寒、饮酒、紧张、焦虑、高蛋白高嘌呤饮食、强烈的精神创伤、外伤、手术、感染等容易诱发痛风,患者注意避免这些因素,平时劳逸结合,生活规律,保证充足的睡眠和休息,结合适当的运动量,以消除各种心理压力,增加机体抵抗力。

三、食物的选择

(一)宜选食物

宜选低嘌呤食物,包括:谷类食物及其制品,如大米、面条、通心粉、蛋糕、饼干等;奶类及其制品,如牛奶、奶粉等;蛋类及其制品,如鸡蛋、鸭蛋;蔬菜,如青菜、包心菜、西兰花、南瓜等;各种水果及坚果类。症状缓解期,可根据病情适量选用肉类、鱼类、贝壳类、豆类、菠菜、芦笋、蘑菇等。

(二)少选或忌选食物

急、慢性关节炎期均应忌食高嘌呤食物,如畜肉、动物内脏、肉汁等,水产类,如鲭鱼、鲲鱼、鱼子、小虾、淡菜等,禽类,如鸡、鸭、鹅等,还有酿造或烤面包用的酵母。

第四节　慢性肾衰竭

一、概　述

慢性肾衰竭是指原发性或继发性慢性肾脏病所致的慢性进行性肾实质损害,导致肾脏明显萎缩,不能维持基本功能,临床出现以代谢产物潴留、水电解质代谢紊乱和酸碱平衡失常以及全身各系统症状为主要表现的临床综合征。

高血压、高血糖、高脂血症、高同型半胱氨酸血症、蛋白尿、低蛋白血症、贫血、营养不良、老年、吸烟等,均是慢性肾衰竭渐进性发展的危险因素。适量蛋白质饮食、控制蛋白尿、控制血糖、纠正贫血等营养治疗措施,能保护肾功能,改善患者疾病的长期预后,包括延缓病程进展和提高生存率,应引起足够重视。

二、营养治疗与护理

(一)营养治疗

1. 保证充足的能量供给　营养不良是慢性肾衰竭独立的危险因素,同慢性肾衰竭患病率和死亡率均呈正相关。因此,患者应保证有足够的能量摄入。由于慢性肾衰竭患者蛋白质和脂肪摄入量受到一定限制,能量主要是靠增加碳水化合物食物来供给。米、面中含蛋白质约为8%～10%,而淀粉类食物(如麦淀粉、玉米淀粉、土豆、藕粉、粉丝、粉条等)含蛋白质只有0.2%～1.2%,慢性肾衰竭主要采用高生物价低蛋白膳食疗法,为确保能量和优质蛋白质的供应,必须减少植物蛋白的摄入,而一般采用淀粉类食物代替部分主食。碳水化合物供能比可占慢性肾衰竭患者总能量的70%左右,但与此同时,应注意血糖,将糖化血红蛋白控制在7%以内。

2.适量的优质蛋白质　蛋白质的摄入量要根据病情而定。慢性肾衰竭患者蛋白质代谢能力下降,摄入蛋白质过量会促使尿素氮等代谢产物增加,饮食中适当限制蛋白质能够减少含氮代谢产物生成,减轻症状及并发症,延缓病情进展。因此,肾病患者早期即推荐蛋白质摄入量0.8g/(kg·d)左右,若出现肾小球滤过率下降,则蛋白质的摄入量进一步降至0.6g/(kg·d)或以下。控制目标:一天尿液中的蛋白质控制在0.5g以内,或微量白蛋白尿明显减轻。限制蛋白质饮食的蛋白质来源最好有一半以上为优质蛋白质食物,如瘦肉、蛋、牛奶、鱼等。

由于患者对麦淀粉饮食的耐受力较差,难以长期坚持,也可采取在低蛋白质饮食的基础上供给充足的能量,食物蛋白质来源任选,但外加必需氨基酸或α-酮酸的饮食疗法。不强调以高生物价蛋白为主,而是扩大患者选择食物的范围,有利于长期坚持低蛋白质饮食。α-酮酸不含氮,它能在体内重复利用含氮代谢产物并使其转变为相应的氨基酸,这样既节省氮源,又能降低血尿素氮。补充必需氨基酸,纠正营养不良,可获得较好疗效。需要注意的是,饮食中蛋白质也不能过分限制,否则人体呈负氮平衡,发生低蛋白血症、贫血和营养不良,也会影响免疫功能和疾病预后。

3.限制脂肪摄入　慢性肾衰竭容易出现脂质代谢紊乱,多数表现为轻、中度高甘油三酯血症,少数为轻度高胆固醇血症,或两者兼有,或还兼有其他脂质异常。患者应注意控制脂肪摄入,特别是饱和脂肪酸的摄入,平时烹饪尽量选用色拉油,少食猪油、肥肉,坚持清淡饮食。

4.监测液体出入量　患者补水量要根据尿量多少来定,如果每日尿量少于1000mL、水肿明显,要限制摄入水量,尿量越少甚至无尿,控制更要严格,原则上是"见尿补水、量出为入"。医务人员应指导患者或其家属做好24h液体出入量的记录工作。补水量一般为前一日尿量再加500mL左右,如出汗多、发热、有呕吐或引流液及创面渗液等情况,可酌情增加。

5.监测血中矿物质和维生素的水平　慢性肾衰竭容易出现各种电解质紊乱,如高钠、低钠、高钾、低钾、高镁、低钙、高磷等。一般来说,水、钠潴留较多见,平时应限制钠的摄入,如无水肿和高血压,每日盐摄入量为5g左右,如有水肿和高血压,食盐摄入量要根据病情减少,高度水肿患者,甚至可临时采取无盐或低钠饮食。另外,患者进食少、呕吐等也可能会出现低钠血症。由于肾小球滤过率下降，肾脏排钾、排镁、排磷能力下降，还易出现高钾、高镁、高磷血症，但如果摄入不足、呕吐丢失、利尿剂等因素，也可出现低钾、低镁血症。由于摄入不足、某些酶活性下降，维生素代谢紊乱在慢性肾衰竭中也很常见，如血清维生素 A 水平增高，叶酸、维生素 B_6 缺乏等。因此，患者应注意定期监测电解质和维生素，根据情况来调整治疗和饮食方案。

（二）营养护理

1.健康教育　由于慢性肾衰竭的不可逆性，治疗是长期的，甚至是终生的。因此，医务人员要指导患者掌握自我保健知识，如正确采用麦淀粉饮食、适当运动、病情监测以及如何控制血糖、血压、蛋白尿等。慢性肾衰竭病情复杂，医务人员应耐心与患者沟通，说明营养治疗的重要性，争取患者自觉主动长期配合，以延缓病程进展。

2.休息和活动　慢性肾衰竭患者要保证有充足的休息和睡眠。肾功能不全代偿期可适当活动，肾功能不全失代偿期应注意卧床休息，然后再根据病情循序渐进增加活动量。

三、食物的选择

（一）宜选食物

宜选食物：麦淀粉、粉丝、藕粉、南瓜、地瓜、土豆、芋艿等淀粉类食物；米、面、鸡蛋、牛奶、鱼虾、瘦猪肉等；新鲜的蔬菜、水果。

（二）少选或忌选食物

低蛋白饮食治疗时尽可能减少植物蛋白的摄入，少进食豆类食物及豆制品；水肿、高血压时限制食盐、腌制食品，如咸菜、咸肉、咸蛋等，以减少钠的摄入。少尿期、无尿期控制液体的摄入。

第五节　恶性肿瘤

一、概　述

肿瘤是机体内的正常细胞在各种内因和外因的长期作用下发生了质的改变，从而具有过度增殖的能力而形成的新生物。近 50 年来,我国恶性肿瘤的发病率一直处于上升趋势,目前癌症占我国居民死亡原因的 19%,居于首位,这与老年人比例增高有关,也与生活方式和饮食结构等有关。健康的饮食习惯如饮食多样化,多吃新鲜的蔬菜、水果和高纤维食物,少吃熏制、腌制食品和发霉、腐烂变质的食物等均有助于癌症的预防。

恶性肿瘤患者晚期常死于恶病质。改善患者的营养状况,可以提高患者的免疫功能,使患者更好地耐受手术、化疗或放疗,减少继发感染的机会,有助于改善患者的生存质量,延长其生存时间,是一种有效的基础辅助治疗。

二、营养治疗与护理

(一)营养治疗

1. 膳食预防　食物多样化,多吃新鲜的蔬菜、水果和高纤维食物,少饮酒,少吃腌制、熏制食物和发霉、腐烂变质的食物;改变烧烤、煎炸、盐腌、烟熏等不良的食物加工方式,以减少致癌物的产生。改变暴饮暴食、无规律进食、高盐饮食、高脂饮食、喜食过烫食物、常饮烈性酒等不良的饮食习惯;酌情补充维生素 A、维生素 C、维生素 E、β-胡萝卜素和硒等抗氧化营养素;适度体育锻炼,维持理想的体重;保持开朗乐观的情绪。

2. 营养支持　癌症患者大多食欲下降,食物摄入量减少,再加上代谢消耗比正常人增加,一般体重下降明显、营养不良发生率高,晚期常有恶病质。因此,应加强患者的营养支持,原则为:如患者可以经口进食,鼓励使用其喜欢的食材和调味品,烹调患者爱吃的色香味俱全的食物,尽量增加其摄入量。如患者不能经口进食而胃肠道尚有功能时,可考虑管饲,将营养物质通过管道送到胃内或肠内。如患者胃肠道功能已丧失,或手术前后需纠正营养不良,或不能耐受化疗或放疗时,可予以胃肠外营养,将氨基酸、葡萄糖、脂肪乳剂、矿物质、维生素、水分等直接输入静脉。如短期应用,可由外周静脉穿刺置管;如需 2 周以上,或因病情需要不能输入大量液体而需渗透压较高的液体,可使用中心静脉输入。

(二)营养护理

1. 膳食预防营养教育　对老年人开展相关主题的营养教育,比如少吃加工肉制品,多吃全谷类食物、杂粮和新鲜的蔬菜水果等。2015 年 10 月 26 日,WHO 宣布加工肉制品为致癌食物,红肉本身为可能致癌食物。告诉老年人加工肉制品指以畜禽肉及其内脏等副产品为主要原料,经过酱、卤、熏、烤、腌等任何一种或多种加工方法制成的食品,通过加工通常延长了产品的保质期,并使其呈现特有风味或漂亮的粉红色、绛红色,如加入盐或亚硝酸盐(或硝酸钠、硝酸钾等)进行腌渍而成的腊肉、熏肉、咸肉、火腿、培根、香肠等肉制品。亚硝酸盐会和蛋白质分解产物胺类物质结合,产生亚硝基化合物(如亚硝胺等)致癌物。流行病学调查发现,经常吃加工肉制品会增加癌症特别是肠癌的风险。因此,最好不吃或少吃此类肉制品。去菜场或超市选购的时候,也应选新鲜的肉类。平时少在街边摊贩处购买,尽量选大品牌、品质有保证的产品。对于红肉本身,世界癌症基金会认为成人每周摄入不超过 500g 的量不会增加肠癌的危险。我国营养学会推荐老年人平均每天摄入 50g 畜肉类,每周总量在 500g 以内。另外,还应多吃富含膳食纤维和各种植物化学物的新鲜蔬菜和水果,有助于预防癌症。烹饪时少选油炸、油煎、熏烤等方式,多选蒸、煮等方式,以降低食物烹饪温度,减少苯并芘、杂环胺、丙烯酰胺等致癌物的产生。

2. 化疗患者的营养护理　很多化疗药对消化道黏膜有损伤,会引起消化道不良反应,表现为食欲不振、恶心、呕吐、腹泻。饮食护理措施包括:①选用清淡少油的厚流食、半流食或软饭,关心患者进食情况,了解其饮食习惯,提供患者喜爱的食品,尽力创造良好的进食环境,鼓励患者多进食,多吃新鲜的蔬菜、水果以及高蛋白、高维生素、低脂肪食物。可以少量多餐,增加每天的总摄入量。②反应较重者宜安排在睡前服药,以免影响进食。③化疗前 0.5~1h 和化疗后 4~6h 服些镇静剂,有助于减轻恶心、呕吐。④对胃黏膜有刺激的药物可装入肠溶性胶囊服用,以减轻胃部刺激。⑤做好口腔护理,尤其对有口腔炎症和溃疡的患者要注意保持口腔清洁,减少细菌的繁殖。

3. 放疗患者的营养护理　放疗可引起黏膜充血水肿,患者常有进食困难,特别是头颈部肿瘤患者放疗会损伤味觉细胞,使味觉减退或消失,造成食欲不振,还会引起口腔、咽喉、食管放射性炎症。患者黏膜受损,出现吞咽困难、恶心、呕吐、腹泻、便血,少数患者可能发生消化道穿孔。放疗期间和放疗后一般供给患者易吞咽、易消化的清淡、少油、高能量厚流食或半流食,可加入鱼肉、瘦肉等做成的肉泥和菜泥,也可提供鸡蛋羹、水果泥、豆腐、藕粉等。对于营养状况较差的患者,可给予静脉营养,以补充能量。

4. 手术患者的营养护理　术前应提供患者充足的能量、蛋白质、碳水化合物、维生素和矿物质,使患者有良好的体质以应对手术创伤。因食道癌、胃癌患者会出现吞咽困难、食道内有异物感,或进食后胃部疼痛、腹胀等症状而影响进食,为预防消瘦、贫血、低蛋白血症等病症的发生,宜采用匀浆膳食或肠内营养制剂,必要时可辅以肠外营养。

术前准备:胃肠道肿瘤患者,术前 4d 起,应从普食改为无渣饮食或流食,比如稀饭、面条、馄饨、鸡蛋羹等,以达到清洁肠道和确保术后恢复的目的,并在术前 1d 禁食。非胃肠道手术术前可不改变饮食,仅在术前 12h 禁食,术前 4~6h 禁水,以防止麻醉或手术过程中呕吐造成窒息或并发吸入性肺炎;胃肠道内较多食物的积存也影响手术的顺利进行。

术后：术后 3~4d 一般通过静脉供给营养,待胃肠道功能恢复后,逐步过渡到清流食或流食、半流食、软饭、普通膳食。甲状腺、乳腺等肿瘤小手术,术后反应较轻者术后即可进食,反应较重者可于术后 6~12h 进食；胃肠道手术患者术后需禁食水 2~3d,待排气后开始进食少量流食。由于手术创伤要补充大量的蛋白质和维生素,为了促进患者早日康复或尽快接受其他治疗,术后原则上尽快进食高蛋白、高热量和高维生素的营养膳食,如牛肉、羊肉、瘦猪肉、鸡肉、鱼、虾、蛋、排骨及豆制品,可以多喝牛奶和鲜果汁,多吃新鲜的蔬菜水果。

三、食物的选择

(一)宜选食物

宜选食物：富含膳食纤维的全谷类食物,如大麦、小麦、燕麦、荞麦、高粱、玉米、黑米、小米等；豆类,如红豆、绿豆、芸豆、豇豆等；薯类,如红薯、土豆、山药、芋艿、山药等。新鲜的蔬菜和水果,尤其是富含胡萝卜素、维生素 C、叶绿素、膳食纤维的黄绿色蔬菜,如芹菜、空心菜、西兰花、芥蓝、竹笋、毛豆、胡萝卜等；具有抗癌作用的食物,如香菇、冬菇、金针菇、黑木耳、海鱼、海参、海带、大豆、萝卜、莴笋、大蒜、茄子、茶叶等。

(二)少选或忌选食物

尽量避免受致癌物、诱变剂污染的食物；尽量减少腌制、烟熏食物的摄入,如咸鱼、咸肉、咸菜、咸蛋、火腿、培根、香肠、熏肉、熏鱼、熏豆腐干、鱼片干、鱿鱼丝、海米、虾皮等；不吃发霉、腐烂变质的食物；少吃煎炸、烧烤、烧焦的食物,如烤羊肉、烤鸭、烤乳猪等；尽量减少高盐和高脂的食物、隔夜饭菜、反复烧开的水、甜食、酒精、高温食物和饮料的摄入。

第六节　阿尔茨海默病

一、概　述

阿尔茨海默病(俗称老年痴呆症)是发生在老年期及老年前期的一种原发性退行性脑病,常呈慢性进行性发展,以高级皮层功能的多项损害为特点,患者意识清晰,但记忆力、思维能力、定向力、理解力、计算力、学习能力、语言表达能力均受到损害,常伴情感控制、社交行为的减退。智力、记忆和人格的损害足以妨碍工作、学习和日常生活。重者完全不能自理个人生活。

随着老年人群比例的提高,阿尔茨海默病的患病率也显著增加,目前我国已有患者约 600 万。该病死亡率将继心脏病、肿瘤、脑血管意外之后排第四位,其防治是一个值得高度重视的社会问题。

阿尔茨海默病的病因不明,其中营养因素被认为是相关因素之一。随着年龄的增长,器官功能下降,腺体分泌减少,代谢、免疫功能相应下降,如果所需营养物质(优质蛋白质、维生素、微量元素等)补给不足或不当(如脂肪过多),则会加速老化进程。患病后,患者生活能力逐步下降,特别是晚期生活不能自理,极易发生营养障碍,会进一步促进痴呆的发展。

二、营养治疗与护理

(一)营养治疗

营养治疗目的是根据痴呆的程度,给予合理的营养补充,以延缓痴呆的病理进展和维持各器官组织的功能。

1. 增加蛋白质供应　蛋白质摄入量为 $1g/(kg \cdot d)$ 左右,生理价值高的动物性优质蛋白质要保证占总蛋白质的 50% 左右,如以素食为主者,则应补充大豆及其制品,每日不低于 60g。含蛋白质的食物要求切细煮软,容易消化。

2. 减少脂肪、糖类的供给　脂肪的供给量控制在总能量的 20%～25% 为宜,每日约 50～60g,包括食品所含油脂与烹调用油。应以含亚油酸丰富的大豆油、玉米油、芝麻油等植物油为主,少用动物油脂。减少饱和脂肪酸和反式脂肪酸的摄入。糖类供能控制在总热能的 50%～65%。

3. 增加维生素摄入　临床观察,阿尔茨海默病患者维生素 A、维生素 B_1、维生素 B_2、维生素 B_{12}、维生素 C、烟酸和叶酸血清水平等均较低。机体严重缺乏维生素 B_{12} 时可引起贫血,神经系统缺乏充足的营养供给,如果不及时补充,很可能发展为一种典型的进行性神经病变,最终导致记忆力丧失,如能及时补充则会明显好转。维生素 C 和维生素 E 为天然抗氧化、抗衰老保护剂,B 族维生素是代谢的一组重要辅酶,均应增加供给。平时应鼓励老年人多食富含维生素的新鲜蔬菜和瓜果。

4. 适量矿物质　钙可以调节神经肌肉的兴奋性,维持心功能的正常活动,改善老年人的认识能力。锌可以阻止铅等有毒重金属沉淀。镁是各种酶反应的辅助因子,与钾、钙等元素协同维护心肌,防止动脉硬化,从而增强脑的血流量,有利于防治阿尔茨海默病。钠和铝应减少摄入。研究发现,铝在大脑中可促使大脑萎缩和神经原纤维变性,阿尔茨海默病患者尸体解剖发现,其脑质中铝含量超标 25 倍以上,因此过多摄入铝有可能诱发阿尔兹海默病或者加剧其进展。老年人平时应减少含铝添加剂食物的食用。含铝添加剂主要是明矾,如钾明矾(硫酸铝钾)和铵明矾(硫酸铝铵)。很多商家在制作蛋糕、馒头、包子、发糕、玉米饼等糕点时,会添加泡打粉,其成分是碳酸氢钠和明矾,也应注意避免,尽量选用自然发酵法或无铝膨松剂制作的没有那么松软的糕点。

5.其他 增加餐次,少量多餐。不能自己进食者要加强喂养,以易消化的流食、半流食为主,必要时可鼻饲供给。

(二)营养护理

加强营养教育,平时减少铝制餐具、炊具的使用。不应为了追求松软、松脆、韧劲等口感选择含铝添加剂的食物,应选用自然发酵法制作的馒头和糕点;对于长期卧床的患者,要注意定时翻身擦背,加强营养,防止压疮的发生。对于不能进食或进食困难者,给予协助或鼻饲。加强老年人的心理护理,鼓励舒缓紧张情绪,经常动脑,锻炼思维。临床上细致科学的护理对阿尔茨海默病患者的行为矫正、记忆恢复有着至关重要的作用,平时应加强对患者生活能力及记忆力的训练。

三、食物的选择

(一)宜选食物

多食用植物性食物,蔬菜、豆类(黄豆、豌豆、扁豆等)、水果和全麦应该作为主要食物。选择可能有助于预防阿尔茨海默病的食物:枸杞子、莲子、黄芪、山药、核桃、紫菜、海带、山芋等。

(二)少选或忌选食物

少食或不食含铅、富含饱和脂肪酸的食物,如肥肉、鱼子、蟹类、动物脑等,少用铝制饮具,以防铝中毒和血管硬化。少吃含铝食品添加剂的食物:常见的有薯片、虾条等膨化食品;油条、油饼、炸虾片、麻花等油炸食品;蛋糕、馒头、包子、发糕、玉米饼、威化饼干等松软多孔的糕点;海蜇皮和海蜇头;粉条、粉丝、粉皮、凉粉、凉皮等淀粉类制品。

第七节　脂肪肝

一、概　述

脂肪肝是以各种原因引起的肝细胞脂肪过度贮积和脂肪变性为特征的临床病理综合征。脂肪肝的病因较多,肥胖、2型糖尿病、高脂血症、长期大量饮酒等为主要因素,临床上把脂肪肝根据有无长期大量饮酒史,分为非酒精性脂肪肝和酒精性脂肪肝,我国以前者多见。除原发病表现外,绝大多数脂肪肝患者无任何症状,只有少数患者有乏力、食欲减退、右上腹轻度不适、隐痛、胀痛等症状。患者常常是在体检中进行B超、CT检查时才发现,实验室检查中谷丙转氨酶(ALT)、谷草转氨酶(AST)、γ-谷氨酰转肽酶(γ-GT)等也可轻度升高。

随着人们生活水平的提高,我国老年人的脂肪肝患病率与超重/肥胖、糖尿病、高脂血症等患病率一样,也显著提高,这些疾病均与饮食营养密切相关。脂肪肝可由单纯性脂肪肝进展为肝炎、肝纤维化和肝硬化。不管是哪一个阶段,控制饮食、增加运动都是治疗肥胖相关脂肪肝的最佳措施。如能积极改变生活方式,早期单纯性脂肪肝一般可完全恢复,肝炎期多数也能逆转。

二、营养治疗与护理

(一)营养治疗

脂肪肝营养治疗的原则是控制总能量和碳水化合物的摄入,提高蛋白质的质和量,给予适量脂肪,补充足够的维生素、微量元素和膳食纤维,戒酒。同时改变不良饮食习惯,以促进脂肪酸氧化分解,有效改善肝功能,防止脂肪肝的发展。

1.控制能量的摄入　脂肪肝患者能量供给不宜过高。体重在正常范围内的老年脂肪肝患者,休息者能量供给以25~30kcal/(kg·d)为宜,防止体重增加。超重或肥胖患者,每日能量供给还应减少,以减轻体重,争取达到理想体重。注意减肥时体重下降应平稳,以免减重过快加重肝损伤。

2.提高蛋白质的质和量　供给充足的蛋白质,促进脂蛋白合成,有利于清除肝内积存的脂肪,促进肝细胞的修复与再生,同时纠正低白蛋白血症。蛋白质供给量以1.0~1.5g/(kg·d)为宜,重体力劳动者可加至1.5~2.0g/(kg·d),占总能量的15%~20%

为宜,并保证一定量的优质蛋白。可选用脱脂牛奶、鸡蛋清、鱼类、兔肉等食物。

3.给予适量脂肪 脂肪肝患者仍应给予适量的脂肪,这是因为适量的脂肪为人体所必需,而且必需脂肪酸参与磷脂的合成,能使脂肪从肝脏顺利运出,对脂肪肝有利。建议每天给予脂肪 50g 左右,以不超过总能量的 30% 为宜。植物油含有的谷固醇、豆固醇和必需脂肪酸有助于阻止或消除肝细胞的脂肪变性,烹调油应该选用植物油,不用动物油。含胆固醇高的食物应适当限制。

4.控制碳水化合物 过多的糖类可转化为脂肪,平时应控制碳水化合物的摄入量,特别应少用蔗糖、果糖、葡萄糖含量高的糕点和饮料。每日碳水化合物以占总能量的60% 左右为宜。

5.补充足够的维生素、矿物质和微量元素 肝脏储存多种维生素,患肝病时其储存能力降低,如不注意及时补充,会引起体内维生素缺乏。平时应补充富含维生素 C、维生素 B_6、维生素 B_{12}、维生素 E、叶酸、胆碱、肌醇、钾、锌、镁的食物,以维持正常代谢,保护肝脏。

6.补充足够的膳食纤维 膳食纤维可减缓胃排空时间,减少脂肪和糖的摄入和吸收,具有降血脂、降血糖的作用。因此,饮食不宜过分精细,主食应粗细搭配,多食用蔬菜、水果和菌藻类,以保证足够数量的膳食纤维摄入。

7.禁酒,少食刺激性食物 不论是否由酒精引起的脂肪肝,患者均应禁酒,以免加重肝损伤,特别是酒精性肝病的老年患者,戒酒是治疗的关键。戒酒 4~6 周,酒精性脂肪肝可停止进展,最终恢复正常。彻底戒酒,轻、中度酒精性肝炎的临床症状、实验室指标和病理学改变也都能逐渐好转,肝纤维化和肝硬化的存活率也明显提高。另外,应少食刺激性强的辛辣食物,如辣椒、胡椒、咖喱等。饮食宜清淡,每日用盐 5g 以下。

(二)营养护理

对老年患者进行健康宣教,告知控制饮食、增加运动量是治疗肥胖相关的脂肪肝的最佳措施。指导老年人坚持体育锻炼,根据自身情况选择适宜的运动项目,如散步、慢跑、打乒乓球、游泳等,运动量应循序渐进。此外,建议患者戒酒,平时保持心情开朗,注意劳逸结合、不熬夜、不乱服药,定期复查肝功能。

三、食物的选择

(一)宜选食物

宜选食物:各种新鲜的蔬菜和水果;含脂肪量相对较少的鸡肉、兔肉、鱼、虾、干贝、淡菜、海带、小米等;乌龙茶、绿茶、香菇、马兰、山楂、木耳等。

(二)少选或忌选食物

少选或忌选食物：肥肉、动物内脏、鱿鱼、沙丁鱼、脑髓、鱼子等食物；精制糖类、蜂蜜、果汁、果酱、高糖的糕点和饮料等；油煎、油炸食物；酒。

（茅小燕）

第八节　高血压

一、概　述

高血压是以体循环动脉压升高为主要临床表现的心血管综合征，是指未使用降压药的情况下收缩压≥140mmHg和（或）舒张压≥90mmHg。我国流行病学调查显示60岁以上人群高血压患病率为50%左右。老年人高血压常见的是单纯收缩期高血压，即舒张压正常，而收缩压升高，由于血压波动大，容易出现体位性低血压和餐后低血压。

长期高血压可促进动脉粥样硬化的形成和发展，损伤心、脑、肾等重要脏器的结构和功能，导致这些脏器的功能衰竭，是老年人冠心病、心力衰竭、脑卒中的主要病因。低盐、低脂、低能量的清淡饮食，有助于防治高血压，减少心脑血管事件的发生，改善老年人的生活质量。

二、营养治疗与护理

(一)营养治疗

1. 限制钠盐　有些老年人常说"不吃盐，没力气"，这句话有一定的道理，但已经很不符合当前的社会现状。钠盐摄入过多会增加高血压发病的风险，这已引起人们广泛的重视：人体摄入过多的钠盐，会导致水钠潴留，体内循环血容量增加；血管平滑肌细胞反应增强，血管对升压物质的敏感性升高，引起小动脉痉挛，使外周血管阻力升高；心脏作为泵需要加强收缩，肾脏也需要排出过量的钠和水，两个器官都超负荷运作；所以长期高血压不仅导致血管病变，还会影响心、脑、肾等重要脏器的功能。

限制烹饪食盐的用量是防治高血压的重要基础措施。平时生活中，应提倡清淡饮食，长期坚持每天摄入食盐少于5g，尽量选用新鲜食材，控制腌制品和其他加工食品的摄入。

2.适当增加钾、钙、叶酸的摄入 饮食中增加钾的摄入量有利于水与钠的排出,能部分抵消食盐引起的血压升高,对降低血压有一定作用。钙与血管的收缩和舒张有关。钙摄入量不足,会促使平滑肌细胞收缩,血管阻力增加,血压上升;钙摄入量增加,会促进钠的排泄,血压降低;增加叶酸摄入,可降低血浆同型半胱氨酸水平,减少脑卒中的风险。

因此,老年高血压患者饮食中应增加钾和钙的摄入量,多吃富含钾的新鲜蔬菜和水果,如番茄、毛豆、扁豆、土豆、海带、柑橘、桂圆、香蕉等;多摄入富含钙的黄豆及其制品、虾皮、贝壳类等食物,特别应提倡饮用牛奶及其制品;必要时可补充叶酸制剂。

3.控制体重,减少脂肪摄入 体重增加是血压升高的重要危险因素,超重或肥胖症患者是高血压的高危人群,特别是我国很常见的腹型肥胖更容易发生高血压,因此,做好高血压的防治,首先要控制体重。老年人每日摄入能量要适当控制,保持体重不宜太瘦,也不宜太胖,以控制 BMI 在 $22.0\sim26.9kg/m^2$ 为宜。平时生活中要饮食有节,不宜过饱过饥和暴饮暴食。

高血压常合并血脂异常。脂类摄入过多,特别是甘油三酯、胆固醇、饱和脂肪酸、反式脂肪酸等摄入过多,对心脑血管危害很大,平时应减少食用油摄入,少吃或不吃红烧肉、东坡肉、动物内脏、鱼子、蛋黄等富含饱和脂肪酸和胆固醇的食物。可以用清蒸或水煮的粗粮(如土豆、玉米、芋艿、红薯等)代替部分主食。蛋白质食物以肉类食物(富含脂类)为主,也要适当控制。

(二)营养护理

1.普及防治高血压的重要性 高血压是老年人的常见病、多发病,也是老年人致残、致死的重要原因,通过营养治疗有助于减少药物剂量、控制高血压,延缓肾病、脑病、心脏病等并发症的发生和发展。我国高血压的知晓率、控制率、治疗率还不理想,很多老年人由于症状不明显或不严重,对高血压的危害性认识不足或重视不够,有些还会轻信某些保健食品类似"不吃降压药,告别高血压"的广告,不能长期坚持正确服药治疗,饮食也无所顾忌。医务工作者应加强高血压科普教育,特别应重点宣传坚持长期正确服药、改善饮食等生活方式以防治高血压的重要性。

2.开展限制钠盐和清淡饮食的教育 对老年高血压患者要积极主动地开展生动形象的健康教育,特别应教会他们如何控制每日膳食钠的摄入量,比如一天盐摄入量不能超过一啤酒瓶盖;菜快起锅后再放盐;多吃蘸料菜;少吃腌制食品和其他加工食品;烹饪时多加醋,少加糖;以蒸、炖等烹饪方式保持食物原有的鲜味;使用香菜、菌类、海带来增加食物的美味;使用人参、当归、枸杞、川芎等中药材增加食物的风味;多用料酒、葱、蒜、花椒、洋葱等来调味。宣传清淡饮食,除少盐外,还要少油、少糖,避免过多进食高能量的、肥腻的、辛辣刺激性的食物。

三、食物的选择

(一)宜选食物

宜选食物:富含钾的新鲜蔬菜和水果,如扁豆、蚕豆、豆芽、青椒、冬菇、竹笋、番茄、香蕉、柑橘、桃等;富含钙的食物,如牛奶、虾皮、黄豆、鸡蛋、芝麻酱等;富含镁的食物,如菠菜、苋菜、虾皮、荞麦、海参、墨鱼等。各种鱼类、绿豆、茄子、紫菜、黑木耳、黄瓜、冬瓜、胡萝卜、芹菜、玉米、苦瓜、莴笋等也可选用。

(二)少选或忌选食物

尽量控制烹饪的食盐量;味精、酱油等调味品和含钠较多的加工食品;过咸或腌制的食品,如咸(酱)菜、咸肉(蛋)、腐乳等;肥肉、猪皮、奶油、冰激凌、油炸食品、动物内脏、鱼子、蛋黄、蟹黄等富含饱和脂肪酸和胆固醇的食物;少选蛋糕、甜饼、甜点心、糖果等甜食和辛辣、刺激性食物;忌烈性酒和烟,如果饮酒应以低度酒为宜,且应适量。

 知识链接 6

哪些食物隐藏盐

食盐在烹调中的主要作用是调制口味和增强风味,食盐也是食品保存中最常用的抑菌剂。家庭中常见的隐藏盐有酱油、咸菜、味精等,以及在食品加工过程中添加的含钠食品添加剂,如谷氨酸钠(味精)、碳酸氢钠(小苏打)、碳酸钠、枸橼酸钠、苯甲酸钠等,都会增加食品的钠含量。平时生活中常见的高钠食物有奶油五香豆、海苔、紫菜、方便面、盐水鸭(熟)、酱鸭、咸鸭蛋、虾米、鱼片干、熏鱼、鸡精、味精、老抽、生抽、辣椒酱、榨菜等,高血压老年人都应减少摄入。

第九节　血脂异常和脂蛋白异常血症

一、概　述

血脂异常是指血液中脂质量和质的异常,包括胆固醇和(或)甘油三酯水平升高,和(或)高密度脂蛋白胆固醇水平降低。由于脂质在血浆中与蛋白质结合成脂蛋白,因此血脂异常实际上表现为脂蛋白异常。血脂异常在早期被称为高脂血症,因为当时研究发现血液中甘油三酯、总胆固醇和低密度脂蛋白胆固醇水平的升高与许多疾病密切相关。随着营养学和流行病学研究的深入,人们发现高密度脂蛋白胆固醇水平的降低也是心血管疾病的危险因子,血脂异常概念比高脂血症概念更能正确反映血脂代谢的紊乱,所以目前改称为血脂异常。

临床上血脂异常常与肥胖症、高血压、胰岛素抵抗和(或)糖耐量受损等相伴发生,一起被称作代谢综合征,在老年人身上很常见。血脂异常还增加了老年人动脉硬化、高血压、心肌梗死、冠心病、脑卒中的发病率和死亡率,严重危害老年人的健康。生活方式的干预,比如坚持低能量、低脂均衡饮食,有规律的体力活动和运动锻炼,适度减轻体重,是治疗血脂异常最重要的基本措施,对于降低动脉粥样硬化性心血管疾病,提升老年人的生活质量,帮助其延年益寿很有意义。

二、营养治疗与护理

(一)营养治疗

1.限制总能量　超重或肥胖是血脂异常的独立危险因素,老年人应饮食有节,限制每日摄入的总能量,包括白米饭、面食等主食,以及高糖、高脂、高能量食物。限制能量的同时常常减少了甘油三酯和胆固醇的摄入,而且适度减轻体重,使体重控制在理想体重范围,有利于血脂调节。

2.低脂饮食　血脂异常的老年人应严格控制饮食中的甘油三酯、胆固醇、饱和脂肪酸和反式脂肪酸,每天脂肪供能应小于总能量的30%,其中饱和脂肪酸供能应小于总能量的7%。由于动物脂肪大多为饱和脂肪酸,所以应该少食猪油、红烧肉、东坡肉、黄油、肥羊肉、肥鹅等食物。平时烹饪宜选玉米油、大豆油、茶油、橄榄油、芝麻油等植物油,每天约 15g。海鱼因富含长链多不饱和脂肪酸,有利于血脂调节,可鼓励老年人每周摄入 2~3 次非油炸(煎)的海鱼。

反式脂肪酸可增加心血管疾病的风险,蛋糕、饼干、速冻食品、奶茶等富含反式脂肪酸的食物也应该减少摄入。建议老年人购买食物时查看包装袋上的成分标签,注意氢化植物油、氢化棕榈油、氢化大豆油、氢化脂肪、精炼油脂、植物起酥油、植脂末、人造牛油、人造黄油、植物黄油、人造奶油、植物奶油等名称都是反式脂肪酸的代名词。

3. 增加膳食纤维的摄入　膳食纤维可干扰胆固醇在肠道的吸收,促进胆固醇排泄,有利于调节血脂,因此老年人饮食不宜过于精细,应粗细搭配,每天最好进食 300g 粗粮,如玉米、红薯、芋艿或全谷类食物,500g 新鲜蔬菜和 300g 新鲜水果,以保证摄入充足的膳食纤维、维生素和微量元素。

(二)营养护理

1. 普及防治血脂异常的重要性　血脂异常与脂肪肝、动脉粥样硬化性心血管疾病等密切相关,危害性很大,但由于症状不明显,很多老年人往往不容易发现或者发现后也不够重视,医务人员应向老年人及其家属宣传血脂异常的危害性,以及长期坚持控制饮食来防治血脂异常的重要性,引导他们改变喜食油腻、高能量食物的不良习惯,建立清淡均衡饮食和坚持锻炼的健康生活方式,适度减轻体重,实现调节血脂、减少心脑血管并发症的目标。口服调节血脂药物的老年人由于常患多种慢性病,服用多种药物,应定期复查监测肝肾功能。

2. 开展营养教育　重新构建生活方式和药物干预是血脂异常的主要治疗措施,而且应该优先强调构建健康的生活方式。医务人员应向老年人宣传坚持营养治疗对调节血脂的重要性,用通俗易懂的语言介绍低 GI 食物和膳食纤维对人体健康的意义,指导血脂异常的老年人及其家属制订低能量、低脂、低盐的营养均衡的饮食计划,多选用富含膳食纤维的蔬菜和粗粮。烟、酒能够导致血脂升高,应该限制。

三、食物的选择

(一)宜选食物

宜选食物:各种粗粮,如玉米、土豆、芋艿、高粱、红薯、燕麦、荞麦、黑米等;各种富含蛋白质的食物,如瘦猪肉、鸭肉、黄鱼、泥鳅、鳝鱼、虾、鸡蛋白、黄豆、豆浆、豆腐、低脂奶、酸奶等;各种蔬菜和菌类,如青菜、菠菜、白菜、芹菜、生菜、空心菜、甘蓝、苦瓜、丝瓜、冬瓜、茄子、竹笋、莴笋、芦笋、萝卜、西兰花、豆芽、香菇、鸡腿菇、黑木耳、银耳、竹荪、海带、山药、腐竹等;各种水果,如黄瓜、枣、山楂、番茄、苹果、柚子、梨、李子、香蕉、石榴等;也可适当饮用各式茶水,如绿茶、乌龙茶、普洱茶、菊花茶、决明子茶、苦丁茶等。

(二)少选或忌选食物

少选或忌选食物:富含饱和脂肪酸的食物,如肥肉、猪油、猪皮、鸡皮、油渣、鸡油等;富含反式脂肪酸的食物,如奶油蛋糕、奶油面包、饼干、蛋黄派、巧克力派、油酥饼、方便面、甜甜圈、炸薯条、炸鸡翅、汉堡、南瓜饼、榴梿酥、奶茶、咖啡伴侣、爆米花、冰激凌等。膳食胆固醇虽然对血液胆固醇影响较小,但富含胆固醇的食物(如动物内脏、蛋黄、鱼子、蟹黄等)也应适量控制。

第十节　糖尿病

一、概　述

糖尿病是一组由多种病因引起的胰岛素分泌和(或)作用缺陷、以慢性高血糖为特征的代谢性疾病,是指空腹血糖≥7.0mmol/L,或口服葡萄糖耐量试验餐后 2h 血糖≥11.1mmol/L,或糖化血红蛋白≥6.5%,或多饮、多食、多尿、体重减轻等"三多一少"症状加随机血糖≥11.1mmol/L。糖尿病是老年人的常见病、多发病,可导致心脏、血管、肾、眼、神经等组织器官慢性进行性病变、功能衰退甚至衰竭,严重威胁我国老年人的健康和生活质量。

糖尿病综合管理包括糖尿病教育、医学营养治疗、运动治疗、血糖监测和药物治疗,其中营养治疗是基础,是糖尿病病程中任何阶段必不可少的重要措施。通过合理调整膳食计划,使血糖与营养达到协调最大化,患者不但能够合理摄入营养素,还能够在减少药物用量或不用药物的情况下,有效控制血糖,以减轻胰岛 β 细胞的负担,延缓各种并发症的发生和发展。因此,不管身患哪种类型的糖尿病以及病情轻重或有无并发症,也不论是否应用口服药或胰岛素治疗,患糖尿病的老年人都应长期严格地执行营养治疗,以确保获得良好的综合治疗效果,提高生存质量,带病延寿。

二、营养治疗与护理

(一)营养治疗

1.限制总能量　老年糖尿病患者每日总能量摄入应根据其身高、体重、生理条件、劳动强度而定。正常体重的老年人,能量摄入以能维持理想体重为宜。一般来说,按每日每千克理想体重计算,休息者 25～30kcal,轻体力或脑力劳动者 30～35kcal,中度体力劳动者 35～40kcal,重体力劳动者 40kcal。营养不良或伴有消耗性疾病的患者,能量摄入可适当增加。超重或肥胖的患者应严格限制能量摄入,使体重逐渐下降至理想体重的±5%。为维持减轻后的体重,应鼓励老年患者长期坚持适度活动锻炼。

2. 保证碳水化合物　富含碳水化合物的食物常含有丰富的膳食纤维、维生素和矿物质,因此要保证碳水化合物提供总能量的 50%～60%。不同碳水化合物引起血糖升高的程度和速度不同。因此,建议选择 GI 较低的食物,如麦类、豆类及其制品、粗粮等,不但有助于血糖的控制,还有助于体重、血脂的控制。蔬菜类一般含膳食纤维较多,吸收较慢,也可多选用。不同水果含糖量不同,对血糖的影响不一样,可酌情选用黄瓜、柚子、番茄等含糖量较少的水果,如喜欢吃含糖量高的水果,则建议量再少些,或者适当减少些主食。含糖饮料和白糖、红糖等精制糖升血糖作用快,应少选,发生低血糖急需升高血糖时可适量食用。糖醇和非营养性甜味剂可选用。采用计算食物交换份或经验估算来监测碳水化合物的摄入量,仍是血糖控制达标的关键。

3. 严格控制脂肪　低脂饮食能够减少 2 型糖尿病发病的风险,糖尿病患者严格限制脂肪的摄入有助于控制血糖、血脂,延缓心脑血管并发症的发生和发展。老年糖尿病患者膳食中脂肪供能不应超过总能量的 30%,其中饱和脂肪酸供能不应超过总能量的 7%,如合并超重或肥胖症、脂代谢异常、高血压、动脉粥样硬化等的患者,更应严格限制脂肪摄入,特别是富含饱和脂肪酸的肥肉、猪油、动物内脏等。平时烹饪宜选用芝麻油、大豆油、玉米油、花生油、菜籽油等植物油。反式脂肪酸因能延长食物的保质期,使食物更美味,常见于烘焙食品、油炸食品、膨化食品和奶茶等,但反式脂肪酸能增高低密度脂蛋白胆固醇水平,降低高密度脂蛋白胆固醇水平,与糖尿病和心脑血管并发症有关,所以应尽量减少摄入。

4. 适量蛋白质　老年糖尿病患者蛋白质的摄入应根据有无糖尿病肾病和肾功能的情况而定。对于无糖尿病肾病、肾功能正常者,蛋白质供能以占总能量的 10%～15% 为宜,蛋白质供给量约为每日每千克理想体重 0.8～1.2g,营养不良或伴有消耗性疾病者可增至 1.5～2.0g;对于有糖尿病肾病而肾功能正常者,蛋白质供给量为每日每千克理想体重 0.8g 左右;对于血尿素氮升高者,每千克理想体重蛋白质供给量限制在 0.6g 以内。由于每天主食的摄入量相对较多,谷类是很重要的蛋白质来源,其他豆类、奶类、蛋类、瘦肉等也是很好的蛋白质来源,应保证 1/3 为优质的动物性蛋白质。另外,推荐每周进食 2～3 次非油煎(炸)的鱼。

5. 补充膳食纤维　膳食纤维具有饱腹感,有助于减少食物摄入,控制体重;膳食纤维能延缓食物的消化、吸收,降低餐后血糖高峰,有利于改善血糖、血脂。老年糖尿病患者膳食纤维摄入量应达到每 1000kcal 能量中含 14g 纤维,平时可多选富含膳食纤维的食品,如豆类、燕麦、玉米、全谷类或加工少的糙米面等,其中全谷类食物应占谷物的一半。

6. 其他　碳水化合物、蛋白质和脂肪的比例可根据个人情况适当调整,以满足糖尿病患者的代谢目标和个人喜好;因为缺乏有效性和长期安全性的证据,不建议常规补充抗氧化剂,如维生素 E、维生素 C 和胡萝卜素;如果饮酒,每日饮酒量应适度。为避免低血糖的发生,应特别注意不可空腹饮酒。

(二)营养护理

1.开展糖尿病健康教育 糖尿病健康教育是老年糖尿病患者重要的基础管理措施,也是决定老年人能否成功实现糖尿病自我管理的关键。医护人员应向患糖尿病的老年人提供全面而实用的健康教育,包括糖尿病基础知识教育、糖尿病自我监测及自我保健教育、心理教育以及饮食、运动和药物治疗教育,鼓励患者关注饮食营养治疗并进行长期有规律的运动,将改变生活方式作为糖尿病管理的关键要素。每位老年糖尿病患者均应接受全面的糖尿病教育,充分认识糖尿病并掌握自我管理技能,要理解饮食控制和适度减轻体重的重要性,掌握进食量和食物的选择宜忌,以更好地控制血糖。

2.心理护理 老年糖尿病患者常有两种不同的极端心理:一种是认为自己年纪大,应该多享受生活包括美食,所以对饮食无所顾忌,想吃什么就吃什么,想吃多少就吃多少;另一种是误认为糖尿病患者什么都不能吃,每天只吃很少量的食物,长期处于半饥饿状态,很多患者还存在悲观、忧虑、恐惧的心理。因此,应该告诉患糖尿病的老年人,很多食物都可以吃,每餐可以选择不同的食物,互相交换,但不应暴饮暴食,而应有所节制,如果选择膳食纤维丰富的食物,也有助于产生饱腹感,不必长期挨饿。另外,提供个体化饮食计划指导时,应尊重老年人的饮食习惯,以提高老年人的营养治疗顺从性。

3.能量计算和餐次分配

举例:某养老机构张大伯,70 岁,身高 168cm,体重 72kg。8 年前诊断为 2 型糖尿病,现一般情况可,无糖尿病肾病,肾功能好。请问该养老机构每天应提供张大伯多少能量、碳水化合物、蛋白质和脂肪?怎样安排他的餐次?

(1)理想体重:根据简易公式计算,理想体重(kg)=身高(cm)-105。

张大伯理想体重(kg)=168(cm)-105=63kg。

(2)总能量:休息者每日每千克理想体重供给能量 25~30kcal。

按照 30kcal 计算,张大伯每日所需总能量为 63kg×30kcal/kg=1890kcal。

(3)碳水化合物:以占总能量的 50%~60% 为宜。

按占总能量的 60% 计算,1890×60%=1134kcal,1134kcal÷4kcal/g=283.5g。

(4)蛋白质:以每日每千克理想体重 0.8~1.2g 为宜。

按每日每千克理想体重 1g 计算,63kg×1g/kg=63g,63g×4kcal/g=252kcal。

(5)脂肪:总能量减去碳水化合物和蛋白质的供能。

1890kcal-(1134+252)kcal=504kcal,504kcal÷9kcal/g=56g。

所以，该患者每日应进碳水化合物 283.5g，蛋白质 63g，脂肪 56g。

确定每日膳食总能量以及三大产能营养素的组成后，可按照患者生活习惯、个人喜好制订食谱。每天至少进食 3 餐，易发生低血糖的患者，可在正餐之间加餐，加餐量应从每日总能量中分出。早、中、晚餐能量可按 1/5、2/5、2/5 或 30%、40%、30%分配。应指出的是，上述只为估算，老年人的饮食计划应根据个体的性别、年龄、身高、体重、劳动强度、病情、并发症、生活习惯等具体情况而定，平时生活中应注意随访调整，提高老年人的饮食依从性。

三、食物的选择

(一)宜选食物

宜选食物：低 GI 食物，如粗加工谷类中的大麦、硬质小麦、通心面、黑米、荞麦、强化面条、玉米面、稻麸等；干豆类及其制品，如绿豆、蚕豆、扁豆、四季豆等；奶类及其制品，如低脂牛奶、酸奶、奶粉等；土豆、山药等块根类食物可代替部分主食；水果类，如番茄、黄瓜、李子、樱桃、猕猴桃、柚子等，应根据血糖情况酌情选用；含糖量较低的蔬菜，如青菜、韭菜、冬瓜、西葫芦、青椒、苦瓜、洋葱、茄子、莴笋等都可选用。

(二)少选或忌选食物

少选或忌选食物：白糖、红糖、冰糖、蜂蜜、葡萄糖、麦芽糖、水果糖、果酱、水果罐头、甜饮料、甜饼干等高糖食物和西瓜、橘子、荔枝等含糖量高的水果；富含饱和脂肪酸与胆固醇的食物，如牛油、猪油、奶油、肥肉、动物内脏、蟹黄、鱼子等；富含反式脂肪酸的食物，如蛋糕、甜面包、冰激凌、奶茶、甜甜圈、薯片和速冻加工食品等。

 知识链接 7

糖尿病的诊断

糖尿病诊断依据的是静脉血浆葡萄糖而不是毛细血管血糖。糖代谢状态分类标准和糖尿病诊断标准见表 3-2、表 3-3。

表 3-2　糖代谢状态分类(世界卫生组织 1999 年)

糖代谢状态	静脉血浆葡萄糖(mmol/L)	
	空腹血糖	糖负荷后 2h 血糖
正常血糖	<6.1	<7.8
空腹血糖受损	≥6.1,<7.0	<7.8
糖耐量异常	<7.0	≥7.8,<11.1
糖尿病	≥7.0	≥11.1

注:空腹血糖受损和糖耐量异常统称为糖调节受损,也称糖尿病前期;空腹血糖正常参考范围下限通常为 3.9mmol/L

表 3-3　糖尿病的诊断标准

诊断标准	静脉血浆葡萄糖或 HbA1c 水平
典型糖尿病症状	
加上随机血糖	≥11.1mmol/L
或加上空腹血糖	≥7.0mmol/L
或加上 OGTT 2h 血糖	≥11.1mmol/L
或加上 HbA1c	≥6.5%
无糖尿病典型症状者,需改日复查确认	

注:OGTT 为口服葡萄糖耐量试验;HbA1c 为糖化血红蛋白。典型糖尿病症状包括烦渴多饮、多尿、多食、不明原因体重下降;随机血糖指不考虑上次用餐时间,一天中任意时间的血糖,这不能用来诊断空腹血糖受损或糖耐量异常;空腹状态指至少 8h 没有进食热量

来源:中华医学会糖尿病学分会.中国 2 型糖尿病防治指南(2020 年版)[J].中华糖尿病杂志,2021,13(4):317-411.

第十一节 肥胖症

一、概 述

肥胖症(obesity)是指体内脂肪堆积过多和(或)分布异常以及体重过重。在我国对于一般人群,体重超过理想体重的 20％ 或 BMI≥28kg/m² 即为肥胖(BMI 24～28kg/m² 为超重);腰围男性＞85cm、女性＞80cm 为腹部脂肪蓄积,也可认定为腹部肥胖(图 3-2)。一般人群的理想体重和 BMI 的计算公式如下:

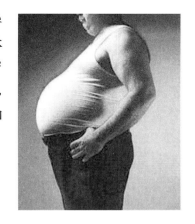

$$理想体重(kg)＝身高(cm)－105$$
$$或[身高(cm)－100]×0.9(男性)$$
$$或[身高(cm)－100]×0.85(女性)$$
$$BMI＝体重(kg)/[身高(m)]^2$$

图 3-2 肥胖症患者

腰围过大表示腹部肥胖。腹部肥胖是心脏病和其他肥胖相关疾病的重要危险因素。研究发现,腰围和腰臀比都能够很好地预测心血管事件。

腰围测量方法:被测者站立,皮尺与地面水平,紧贴但不挤压皮肤,正常呼吸,吐气结束时测量。测量部位在最下面的肋骨(第 12 肋下缘)和髂嵴中间,一般也就是这一区域的最小周长即腰部最细的地方,肥胖者在肚脐上方 1cm 左右。

臀围测量方法:被测者站立,测量人员蹲在旁边,皮尺与地面水平,紧贴但不挤压皮肤,测量部位在臀部最大周长处(图 3-3)。

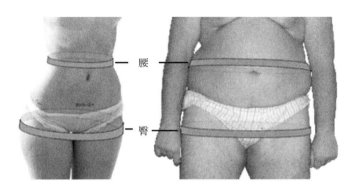

腰

臀

图 3-3 腰围、臀围测量方法

老年人的理想体重还没有明确的定义。考虑到老年人随着年龄的增长,体形变化、体重有所增加可能也是一种自然规律,而且近年来一些研究显示,老年人稍"胖",死亡率反而低些。有专家提出,老年人的体重维持在"比健康范围稍高一点"的水平是最理想的状态。因此,老年人的体重标准和腰围切点可以在上述一般人群的基础上适当放宽,中国营养学会建议老年人适宜的 BMI 范围为 $20.0\sim26.9\mathrm{kg/m}^2$。

但由于我国老年人肥胖症患病率高,肥胖症又与高血压、冠心病、糖尿病、血脂异常、脂肪肝等关系密切,是严重危害老年人身心健康和生活质量的常见病、多发病,而且我国老年人更常见的是腹型肥胖(中心性肥胖),相对于臀型肥胖(全身性肥胖),它与慢性病的发病关系更密切,因此我国老年人的肥胖问题要引起重视。

肥胖症是一种慢性代谢性疾病,进食过多、喜甜食或油腻食物导致能量摄入长期超过消耗所需,是导致肥胖症最主要的原因。生活方式的改变,如控制总进食量、长期坚持体力活动和运动锻炼有助于减轻体重,实现合理的减肥目标。

二、营养治疗与护理

(一)营养治疗

1.限制总能量　肥胖症的治疗关键在于两点:减少能量摄入和增加能量消耗,即人们常说的"管住嘴,迈开腿"。总能量的严格限制是肥胖症综合治疗的基础措施,只有较长时间食用较低能量的膳食,使摄入的能量小于消耗的能量,能量摄入与消耗之间产生负平衡,才能减轻体重。老年人运动量和活动量一般较小,更应控制饮食中的能量,不能暴饮暴食。当然,也不能处于过度饥饿状态,急于减轻体重会引起生理功能紊乱和身体不适,体重以每周稳步减轻 $0.5\sim1.0\mathrm{kg}$ 为宜。为减轻饥饿感,每日三餐能量分配要适宜,早餐要吃饱吃好,晚餐后活动量小、消耗能量少,应减少食量,清淡饮食,也可以以含能量相对较低的粥或粗粮作为主食。

2.适量碳水化合物和蛋白质　碳水化合物因富含膳食纤维、维生素和矿物质,其供能可达总能量的 60% 左右。平时应鼓励老年人选择低 GI 食物和富含膳食纤维的新鲜蔬菜、水果,蔬菜每天可达 500g 左右。鼓励老年人选择清蒸或水煮的玉米、土豆、红薯、芋艿等粗粮来代替部分精制的白米面作为主食。蛋白质对老年人的健康也很重要,其供能可占总能量的 20% 左右,适量的蛋白质还可增加饱腹感和食物的鲜美,有利于减肥膳食的持续。植物性蛋白质(如豆类及其制品)和动物性蛋白质(如瘦肉类、鱼虾类、低脂奶、蛋类等)都可选择。

3.严格控制脂肪 高能量、低营养的食物是导致肥胖症的重要原因,低能量、低脂肪、低盐、低糖的高营养食物才是肥胖老年人正确的选择。脂肪供能宜占老年人总能量的 20% 左右。需特别注意控制饱和脂肪酸、反式脂肪酸和胆固醇的摄入。烹调用油应避免动物油如猪油等,而以含不饱和脂肪酸较多的植物油为宜,每日不宜超过 20g。另外,还要限制钠盐的摄入,这样可以减轻水钠潴留,有利于降低血压和减小食欲。

(二)营养护理

1.开展营养教育 针对老年人及其家属的心理,开展肥胖症的营养健康教育,使他们认识到肥胖症的危害性,从而愿意积极配合治疗,改变不良的饮食习惯和静坐的生活方式,做到饮食有节、细嚼慢咽以减少能量摄入,最终使体重接近或稍高于理想体重。

2.坚持低能量、低脂肪、低盐、低糖清淡饮食 鼓励肥胖老年人树立正确的饮食观,多选用蒸、煮、炖、凉拌等少油烹饪方式,减少油炸(煎)、红烧等不健康的烹饪方式,严格限制炸鸡翅、薯片、巧克力、冰激凌、甜饮料等高能量食物以及肥肉、动物油、动物内脏、蟹黄、鱼子等富含饱和脂肪酸或胆固醇的食物。

3.坚持适度运动锻炼 鼓励肥胖的老年人长期坚持适度的运动锻炼,运动强度、幅度不宜太大,运动方式应自然、简便,可选择散步、快走、打太极拳等方式,避免负重憋气、过分用力、头部旋转摇晃等危险性动作。老年人可以根据自己的生理特点和健康状况来选择、调整运动强度和频率。建议肥胖的老年人每日户外锻炼 1h,运动强度以轻微出汗、自我感觉舒适为度。

三、食物的选择

(一)宜选食物

宜选食物:富含水分、维生素、微量元素和膳食纤维的各类新鲜蔬菜和水果;蔬菜,如青菜、菠菜、莜麦菜、冬瓜、辣椒、茄子、芹菜、绿豆芽、韭菜、竹笋、萝卜、苦瓜等;水果,如苹果、番茄、黄瓜、李子等;低 GI 的全谷类食物、香菇、黑木耳、白木耳等;大豆及其制品、低脂奶、瘦猪肉、鸡肉、鸭肉、鱼、虾等。

(二)少选或忌选食物

少选或忌选食物:炸鸡翅、炸薯条等高脂肪油炸(煎)食品;巧克力、冰激凌、糖果、甜糕点、蔗糖、麦芽糖、蜜饯、蛋糕、含糖饮料等高糖食物；肥肉、猪油、牛油、动物内脏等富含饱和脂肪酸的食物；咸肉（蛋）、腌制食品等含钠盐较多的食物；零食、快餐、罐头食品等低营养食品。酒精饮料含热能，而且常伴随过量食物一起摄入，也应限制。

第十二节　贫　血

一、概　述

贫血是指人体外周血红细胞容量减少，低于正常范围下限，不能运输足够的氧气到组织而引起的综合征。临床上常测定血红蛋白（Hb）来诊断贫血，我国贫血标准为：成年男性 Hb<120g/L，成年女性 Hb<110g/L。WHO 对 65 岁以上的老年人的贫血定义为男性 Hb<130g/L，女性 Hb<120g/L。老年人由于胃口差，进食少，很多还有挑食、不吃荤菜等不良饮食习惯，因此最常见的贫血是缺铁性贫血，即缺铁导致血红蛋白合成异常引起的小细胞低色素性贫血及相关的缺铁异常。其次是巨幼细胞贫血，即叶酸、维生素 B_{12} 缺乏或某些药物影响核苷酸代谢导致细胞 DNA 合成障碍引起的一种大细胞性贫血。

2002 年中国居民营养与健康状况调查报告表明，我国 60 岁以上老年人贫血患病率为 25.6%。由于全身组织和细胞所需氧气不足，贫血可加重老年人脏器功能减退，尤其是有慢性病的老年人，本身就存在缺氧状态，贫血更会加重其原有疾病。均衡的饮食，包括摄入充足的富含铁、维生素 B_{12} 的肉类以及富含叶酸、维生素 C 的新鲜蔬菜、水果，是老年人贫血防治的重要措施。

二、营养治疗与护理

（一）营养治疗

1. 增加食物摄入量　老年贫血患者往往食量小，应鼓励他们增加食物摄入量，包括各式主食和副食，以保证有充足的能量、蛋白质、铁、维生素 B_{12}、叶酸作为造血原料。老年贫血患者往往有牙齿松动脱落、患有慢性胃肠道疾病、食欲不佳、消化不良等问题。因此烹饪时应尽量提供多样化的食物，并将食物切细切碎后做成肉末、肝泥、菜泥、菜末、水蒸蛋、豆腐、豆腐脑等形式，而且要保证食物的色、香、味、形以促进老年人的食欲。

2.提高动物性食物比例 由于畜肉、禽肉和动物内脏含血红素铁丰富,铁吸收率高,而大部分蔬菜、谷类、豆类中的铁主要为非血红素铁,铁吸收率较低,比如菠菜中的铁只能吸收 2% 左右,因此补铁应以增加畜肉、禽肉及其内脏等动物性食物为主。维生素 B_{12} 主要由细菌合成,也主要在动物性食物中,植物性食物中基本不含维生素 B_{12}。

3.摄入足量的新鲜蔬菜、水果 鼓励老年人摄入足量的新鲜蔬菜和水果,因为新鲜的蔬菜、水果中含有丰富的叶酸;蔬菜中的铁虽然吸收率相对较低,但富含维生素 C,可促进铁的吸收;水果中除维生素 C 外,还有柠檬酸、果糖等,也有助于铁的吸收。老年人还可随餐饮用鲜榨果汁或者进食新鲜水果以促进铁的吸收。另外,黑木耳、紫菜、黑芝麻等非动物性食物含铁也很丰富,也可增加摄入量。

4.减少干扰因素 食物中的植酸盐、草酸盐、磷酸盐、碳酸盐、钙、锌等会影响铁的吸收,茶叶中的鞣酸和咖啡、可可中的多酚类物质也会影响铁的吸收,应避免上述食物与富含铁的食物同食;建议在餐后 1～2h 后再饮茶;将蔬菜先在水里焯一下去掉草酸等物质再烹饪;富含钙的牛奶及其奶制品可作为餐间点心食用,而不随餐食用;也可以将富含抑制铁吸收的营养素的食物放在含铁量最低的一餐中食用,比如食用含铁量低的谷类早餐时饮用茶或奶制品。

5.选用含铁的强化食物 国内外研究表明,食物强化是改善人群铁缺乏和缺铁性贫血最经济、最有效的方法,因此,老年人必要时可选用强化铁的酱油、面粉和其他制品。

6.必要时补充铁剂、维生素 A、维生素 B_2、叶酸和维生素 B_{12} 当无法从膳食中获得充足的营养素时,可以有选择地使用营养素补充制剂。缺铁性贫血患者补铁首选口服铁剂,餐后服用可减少胃肠道反应,一般 2 个月血红蛋白即可恢复正常,但应再继续服用 4～6 个月,待铁蛋白恢复正常后再停药。口服不能耐受或吸收障碍者,可选择铁剂肌内注射。维生素 A、维生素 B_2 可帮助铁的吸收和利用,可同时补充。叶酸口服至贫血症状消失即可,如无原发病不需维持治疗,同时有维生素 B_{12} 缺乏者,需叶酸和维生素 B_{12} 两者一起补充,否则会加重神经系统损伤。维生素 B_{12} 可口服或者肌内注射,巨幼细胞贫血如合并有神经系统表现,应持续治疗半年到一年,恶性贫血患者则需终生治疗。

(二)营养护理

1.评估 老年人贫血的发生常常较为缓慢、隐匿,不容易被发现和引起重视,医护人员应指导老年人自我评估是否有乏力、消瘦、体力下降、面色苍白、心悸、气短、胸闷等表现,如有的话,应到医院验血确诊。确诊者应排除是否由于消化道肿瘤(如胃癌、食管癌、结肠癌等)或血液病引起慢性失血所致,或者由于患有高血压、冠心病、糖尿病等慢性病,长期服用抗血小板聚集功能的药物(如小剂量阿司匹林),导致消化道长期少量出血所致。巨幼细胞贫血也可能由于长期服用干扰核苷酸合成的药物所致。总之,老年人应定期体检,早发现、早治疗。服用有不良副作用的药物的老年人,应遵医嘱正确服药并定期检查血象;有原发病者应定期复查,积极治疗。

2.营养教育　自然界中叶酸广泛存在于各类动植物性食物中,但动物性食物比植物性食物含铁更丰富且吸收率高。维生素 B_{12} 也主要存在于动物性食物中。因此,医护人员应向患者及其家属强调均衡饮食的重要性,在控制饮食,预防肥胖症、高血压、糖尿病的同时,不应盲目节食或一味追求素食,应纠正平时生活中偏食、挑食、不吃荤菜等不良的饮食习惯,注意均衡饮食,同时摄入新鲜的蔬菜、水果等植物性食物以及肉类、鱼类、动物血和肝等动物性食物。需要注意的是,食物烹饪时间不宜过长、温度不宜过高,以免叶酸被大量破坏。

三、食物的选择

(一)宜选食物

宜选食物:富含铁的食物,如猪肝、猪肾、鸭肝、鸭血、蛏子、贻贝、蛤蜊、河蚌、田螺、海参、虾米、海带、紫菜、香菇、黑木耳、黑芝麻、芝麻酱、黄豆、黑豆、豆腐干等;富含维生素 C 的新鲜蔬菜和水果,如辣椒、豌豆苗、番茄、西兰花、苦瓜、酸枣、山楂、青菜、木瓜、橘子、猕猴桃等;富含叶酸的食物,如黄豆、菠菜、芹菜、猪肝、腐竹、小白菜、茼蒿、花生、核桃、竹笋、蒜苗、豌豆、鸡蛋、豆腐等;富含维生素 B_{12} 的动物内脏、鱼、禽、蛋类,如牛肝、羊肝、猪肝、海蟹、鸭蛋、鸡蛋黄、猪肉等。

(二)少选或忌选食物

茶叶、咖啡、可可中含有鞣酸或多酚类物质会影响铁的吸收,吃饭前后不宜饮用;钙制剂、锌制剂、抑酸剂等均影响铁的吸收,应少食用或与铁剂、含铁丰富的食物错时食用。带壳谷物和某些蔬菜中的植酸盐、草酸盐可影响铁的吸收,应尽量避免与铁剂同时服用。继发性贫血患者需注意原发病的饮食宜忌。

知识链接 8

贫血对老年人健康有哪些影响

1.贫血可使免疫力低下,导致机体抵抗力减弱,容易发生感染。

2.贫血可使神经系统和肌肉缺氧,患者容易出现疲倦乏力、头晕耳鸣、神情淡漠、记忆力衰退、抑郁等症状和认知功能受损,体能和工作能力降低。

3.老年人贫血容易对心脏产生不良影响,由于血红蛋白携氧能力减弱,心脏耐缺氧的能力下降,而老年人大多有不同程度的心血管病基础,可出现心慌、心跳加速,使心脏负荷加重。严重时可导致心律失常、心脏扩大、心力衰竭。

4.由于血红蛋白量减少,氧气的运送能力减弱,稍微活动或情绪激动可导致血液含氧量进一步降低和二氧化碳含量升高,出现气急、面色苍白、出冷汗等症状。

5.贫血时消化功能和消化酶分泌减少,可导致食欲不振、恶心、呕吐、腹胀、腹泻等。

6.贫血可导致血管收缩和肾脏缺氧,使肾功能受损,可出现尿素氮升高,甚至蛋白尿,同时也会加重原有的肾脏疾病。

来源:中国营养学会.中国居民膳食指南(2007).拉萨:西藏人民出版社,2008.

第十三节 消化性溃疡

一、概　述

消化性溃疡是指胃肠道黏膜被自身消化而形成的溃疡,可发生于食管、胃、十二指肠、胃-空肠吻合口附近以及 Meckel 憩室。胃和十二指肠球部溃疡最为常见。临床上主要表现为上腹痛或不适,疼痛的特征为慢性、周期性发作,与进餐相关的节律性,抑酸或抗酸剂常能缓解疼痛。并发症有出血、穿孔、幽门梗阻和癌变。

由于老年人非甾体类抗炎药使用广泛,老年人溃疡有增加的趋势,其中又以胃溃疡更为多见。老年人溃疡临床表现多不典型,常无症状或症状不明显,有时仅有胃部不适、食欲减退,进食与服药后也不易缓解,疼痛多无规律,但较易出现体重减轻和贫血。消化性溃疡的发生、发展与营养密切相关,进食无规律、吸烟等是消化性溃疡发生的常见诱因,正确的饮食调理有利于促进溃疡愈合,缓解疼痛,减少疾病复发,防止并发症的出现。

二、营养治疗与护理

(一)营养治疗

1. 保证碳水化合物　富含碳水化合物的主食可作为溃疡病老年人能量的主要来源,主食可选择软饭、粥、馒头、面条、馄饨等,应做好粗细粮搭配;副食可选用豆腐、水蒸蛋等,应做到荤素搭配和品种的多样化。急性活动期,为避免胃过分扩张,宜少食多餐,餐间可酌情增加 2～4 次点心,使胃中经常保持适量食物,以中和胃酸,促进溃疡面愈合,加餐可选用饼干、蛋糕、水果、藕粉等。已经痊愈的患者应鼓励其逐渐恢复正常的膳食习惯,多餐次会使食物反复刺激胃体而导致分泌胃酸,使胃常处于应激状态,反而加重病情变化。

2. 合理补充蛋白质与脂肪　蛋白质丰富的食物不仅能中和胃酸,还可促进溃疡面修复。蛋白质宜选易消化、吸收的优质蛋白质为主,如切碎的猪肉、鸡肉和鸡蛋、鱼等,并发出血时还应酌情增加。部分老年人由于味觉迟钝,喜食肥肉、浓肉汤等油腻的食物,这样会加重胃肠负担,应建议进食清淡而富有营养的食物。

3. 全面补充维生素、矿物质　消化性溃疡老年人经常服用含铝和镁的抗酸药和 H_2 受体阻滞剂,会影响铁的吸收,可多选用黑芝麻、猪肝、黑木耳、猪血等含铁丰富的食物。另外,由于溃疡病患者钠代谢减慢,容易导致钠潴留而增加胃液分泌,因此患者宜清淡饮食,切忌食盐用量过多,盐摄入量应低于 5g/d,其他调味品也应适当控制。

4. 合理限制膳食纤维　芹菜、竹笋、黄豆芽、韭菜、藕等纤维过粗,容易引起胃肠道溃疡面机械性损伤,不宜过多选用。蒜苗、大葱、生蒜等刺激性强、易产气的食物也应限量摄入。新鲜的蔬菜、水果由于富含维生素和矿物质,应鼓励食用,蔬菜可切小、切碎或加工成泥状、末状以利于消化吸收;酸度较高的水果,如柳丁、橘子等,可在餐后食用,以减少对溃疡面的刺激。

(二)营养护理

1. 营养教育　消化性溃疡老年人宜选用细软、易消化、刺激性小的营养丰富的食物,烹调方法应以蒸、煮、氽、烩、炖、焖为主,食物应温度适宜。老年人应避免暴饮暴食和进食油腻、辛辣、刺激性强、过冷过烫的食物,也可以根据自己的经验,尽量避免食用会诱发或加剧症状的食物和调味品;进餐时应细嚼慢咽,使食物经口腔充分咀嚼,减少对消化道的机械性刺激,并增加唾液分泌以中和胃酸;养成定时定量、规律进食的良好饮食习惯,准时进餐,不以任何理由不进早餐或推迟早餐1h以上;避免睡前进食,以减少夜间胃酸的分泌;鼓励戒烟、戒酒,特别是烈性酒,因为烟和酒都能破坏胃黏膜屏障功能,促进溃疡形成,延缓溃疡面愈合,并增加其复发率。

2.心理护理　消化性溃疡是一种心身疾病,老年人消化性溃疡大多有明显诱因,其中精神刺激是重要因素,如退休后的失落、家庭关系不和睦等都可引起情绪波动,导致溃疡发作。应鼓励老年人平时注意劳逸结合,做好心理自我调节,保持心情舒畅,避免过度劳累和精神紧张。

3.药物护理　老年人常有多种慢性病,但长期服用阿司匹林、保泰松、吲哚美辛、利舍平、激素、红霉素、四环素、磺胺类、水杨酸类等药物会使胃黏膜受到损伤,从而引起消化性溃疡,因此老年人可以咨询医生,停服一些不必要的药物,或遵医嘱同时加用抑酸和保护胃黏膜的药物。

三、食物的选择

(一)宜选食物

宜选食物:主食,如软饭、粥、面条、馒头、包子、花卷、发糕、水饺、馄饨等;副食,如豆腐、豆腐脑、水蒸蛋、瘦猪肉、鸡肉、鱼、虾、藕粉等;各种蔬菜,如花菜、青菜、白菜等;较温和的水果。老年人可根据病情选择流质饮食、半流质饮食或软食,可将蔬菜、鸡蛋、肉、鱼、虾等切碎或制成泥状,也可将这些原料加入粥或面条中来增加营养。

(二)少选或忌选食物

少选或忌选食物:刺激胃酸分泌的食物和调味品,如浓肉汤、鸡汤、鱼汤、香料、辣椒、胡椒、咖喱粉、芥末、浓茶、浓咖啡、烈酒等;富含粗纤维的食物,如粗粮、莴苣、芹菜、韭菜、竹笋、藕等;容易产酸的食物,如土豆、红薯、过甜点心以及糖醋食品等;容易产气的食物,如生葱、生蒜、生萝卜、蒜苗、碳酸饮料等;生冷、坚硬和不易消化的食物,如冰水、冷饮、凉拌菜、腊肉、火腿、腌菜、咸鱼、咸肉、烟熏食品、香肠、油炸(煎)食品、糯米食品等;过热的食物能刺激溃疡面,引起疼痛,并能使溃疡表面血管扩张而引起出血,也应尽量避免。

第十四节　病毒性肝炎

一、概　述

病毒性肝炎是由甲型、乙型、丙型、丁型、戊型等多种肝炎病毒引起的以肝脏损害为主的一组全身性传染病,可进一步发展为肝硬化、肝细胞癌、肝性脑病。病毒性肝炎具有传染性强、流行面广泛、发病率高等特点,其主要传播方式为粪-口传播、血液传播、体液传播。我国病毒性肝炎尤其是乙型病毒性肝炎发病率很高。

老年人由于常患多种慢性病,机体免疫力相对较差,肝功能也有所下降,容易发生病毒性肝炎,表现为食欲减退、厌油、疲乏、肝功能异常、黄疸等症状,也有部分老年人症状不明显。肝脏是各种营养素的重要代谢器官,病毒可引起肝细胞损害,导致营养素代谢紊乱,营养素代谢紊乱又会加重肝细胞损害。病毒性肝炎目前还缺乏可靠的特效治疗方法,充分的休息、合理的营养、避免饮酒和药物进一步损害肝功能是老年病毒性肝炎患者很重要的基础措施。

二、营养治疗与护理

(一)营养治疗

1.能量适宜　病毒性肝炎患者常有食欲减退、恶心、呕吐、腹泻、腹胀等消化道症状,会影响食物的摄入和吸收。能量摄入过少不利于肝细胞的修复和再生,还会增加蛋白质的消耗,食欲极差的患者可通过静脉输注葡萄糖补充热能。但是,病毒性肝炎患者强调休息和营养,如果老年人能量摄入过多也容易营养过剩,引起肥胖症、糖尿病、脂肪肝等并发症,加重肝脏负担,影响疾病的治疗和预后,所以老年患者能量摄入要适量,以维持理想体重为宜。

2.保证碳水化合物　碳水化合物食物不但可以提供丰富的维生素、矿物质和微量元素,而且还有节氮作用,可促进肝脏利用氨基酸修复肝细胞,因此患者能量供给应以碳水化合物食物为主。慢性活动性肝炎、肝硬化患者由于肝脏纤维化病变和(或)门-体分流,常出现胰岛素抵抗及糖耐量异常,最终发展为糖尿病,应注意血糖控制,延缓并发症的发生、发展。另外,临床上超过40%的重型肝炎患者由于肝功能受损,肝糖原合成减少,肝脏糖异生作用减弱,肝对胰岛素灭活能力也下降,加上食欲差,容易产生低血糖,应注意鉴别低血糖昏迷和肝性脑病。

3. 根据病情供给蛋白质 病毒性肝炎患者因消化道症状,常影响蛋白质的摄入,肝细胞合成白蛋白的能力又下降,机体容易出现负氮平衡,可发生低蛋白血症而引起水肿、腹水。另外,机体免疫球蛋白、补体、凝血系统等蛋白质合成不足,患者易出现乏力、感染、消化道出血等症状,因此慢性肝炎平稳期、肝硬化合并感染、腹水、消化道出血等患者可适当增加蛋白质的摄入,以维持正氮平衡、血容量和血浆胶体渗透压,预防脑水肿和腹水的发生,促进肝细胞的修复和再生。

但是,重型肝炎患者为减少氨和假性神经递质的产生,应尽可能减少饮食中的蛋白质,机体所需蛋白质可通过静脉输入白蛋白补足;肝性脑病起病数日内禁食蛋白质,Ⅰ~Ⅱ期肝性脑病限制在 20g/d 以内,神志清楚后可逐渐增加至 1g/(kg·d),而且应以含支链氨基酸相对较多的植物蛋白质为主。不能耐受蛋白质的营养不良患者,可补充复合支链氨基酸制剂,改善氮平衡。

4. 限制脂肪摄入 脂肪代谢在肝脏内进行,病毒性肝炎会影响脂肪的代谢,比如胆汁的合成和分泌减少,因此患者对脂肪耐受性差,稍进食油腻食物即容易腹泻,而且胆固醇等的代谢需要肝脏参与,脂肪摄入过多会加重肝脏负担,甚至引起脂肪肝,不利于肝细胞的修复和再生。因此,老年患者饮食宜清淡、易消化,不应过于油腻。

(二)营养护理

1. 营养评估 观察患者临床表现,如面色、精神状况、食欲、贫血、腹水等,定期复查肝功能、血糖、血脂、体重(每周测一次),评估病情;患者常因摄入不足、利尿、呕吐、腹泻等,导致水、电解质代谢紊乱和酸碱平衡失常,应注意出入量平衡,必要时记录 24h 出入量。

2. 营养教育 指导患者饮食宜清淡、易消化、富有营养,烹饪方式宜以蒸、煮、烩、炖等为主,注意食物的色、香、味、形,以增进食欲。合并腹水时限制钠和水的摄入以及卧床休息是治疗的基础。部分轻、中度腹水患者经限钠饮食可发生自发性利尿,腹水消退。另外,由于乙醇代谢产物乙醛等对肝功能影响大,因此病毒性肝炎患者应该严禁饮酒。

三、食物的选择

(一)宜选食物

宜选食物:富含碳水化合物的食物,如米饭、粥、花卷、馒头、面条、藕粉、南瓜、土豆、红薯、芋艿、山药等;新鲜的蔬菜和水果,如番茄、青菜、黄瓜、萝卜、苹果、香蕉等;蛋白质来源宜以芳香族氨基酸相对较少的豆类及其制品为主,动物性食物中鸡蛋、牛奶、鱼、虾、鸭等也可适量食用。

(二)少选或忌选食物

忌饮酒;肝功能减退或有肝性脑病的患者应限制蛋白质,特别是富含芳香族氨基酸的动物性食物,如猪肉、牛肉、羊肉等;忌油腻食物以及胡椒粉、辣椒等辛辣刺激性调味品。食管静脉曲张者避免进食粗糙、坚硬、油炸的食物,以免机械性损伤引起静脉破裂而大出血。腹水患者限制水和钠的摄入。

第十五节　结核病

一、概　述

结核病是由结核杆菌引起的慢性传染病,可累及肺、肠、肾、骨、脑等多个脏器,其中以肺结核最为多见,主要表现为咳嗽、咳痰两周以上或痰中带血、发热、倦怠乏力、食欲减退等症状。肺结核属于乙类传染病,其传染源主要是肺结核患者,主要通过咳嗽、打喷嚏、大声说笑等方式把结核分枝杆菌排到空气中而传播。肺结核的传染性大小取决于传染者排出菌量的多少,也与被传染者的营养状况以及免疫力有关。

我国被 WHO 列为结核病高负担、高危险性国家,虽然通过加强结核病防治工作,我国结核病疫情呈下降趋势,但是肺结核仍然是严重危害我国人民健康的主要传染病,其中老年人因经济状况较差、营养不良等各种原因,是结核病的易感人群。除了外源性感染,也有部分老年人属于内源性复发、再燃。由于老年人结核病中毒症状不明显,容易诊治不当,往往成为家庭肺结核的主要传染源,且预后较差。结核病老年人除了正规药物治疗和充分的休息静养外,合理的营养支持以增强机体抵抗力,进一步促进病灶修复和疾病康复也很重要。

二、营养治疗与护理

(一)营养治疗

1.高能量、高蛋白质饮食　结核病本身是一种慢性消耗性疾病,长期的午后低热和咳嗽都会消耗一定的能量,患者所需能量比健康老年人要多。但老年人一般食欲较差,患结核病后因为消化系统症状和口服药物的关系又会进一步影响食欲。结核性胸膜炎、腹膜炎产生胸水和腹水,还会丢失大量蛋白质。因此,患活动性结核的老年人常有营养不良、体重减轻和免疫力下降,影响了病灶的修复和疾病的康复,营养不良还会增加结核感染进展到活动性结核病的风险。因此,应鼓励老年人多进食,除了作为能量主要来源的碳水化合物食物外,富含优质蛋白质的营养丰富的食物,如瘦肉类、鸡蛋、豆制品等也应多摄入,以提高机体免疫力,促进病灶愈合。能量供给可结合患者一般情况、体力活动、体重、基础疾病等来定,除了肥胖症、糖尿病、血脂异常和其他心血管疾病,能量一般应高于正常老年人。老年人消化能力下降,为避免一餐量太大而加重消化道负担,可鼓励老年人少食多餐,除正常三餐外,在餐间加些点心。

2.补充矿物质和维生素　结核病老年人应注意钙、铁等矿物质的补充,因为一方面,病灶的钙化需要钙,另一方面,结核病长期咯血有可能引起贫血。牛奶是钙的良好食物来源,应鼓励老年人每日饮用 $250\sim500\mathrm{mL}$ 牛奶。豆制品、虾皮等富含钙的食物和瘦肉、动物内脏、黑木耳等富含铁的食物也应多摄入。另外,因为维生素参与机体能量和物质代谢,结核病患者分解代谢加强、能量消耗增高,所需维生素也相应增加,再加上维生素还能够提高机体免疫力,促进细胞修复,减轻药物的不良反应,所以应该鼓励患病老年人摄入富含维生素的各种新鲜蔬菜和水果。

(二)营养护理

1.营养评估　医护人员或患者家属在日常的护理中,应该观察老年结核病患者的临床表现和食欲、体重下降情况,询问老年人使用抗结核药物的过程中,有无胃肠道不良反应,如食欲不振、恶心、呕吐、腹胀等,必要时带老年人去复查肝功能,咨询医生是否应停药。结核病应正规治疗,定期复查,防止复发。老年人除了均衡营养,还应积极锻炼身体,提高机体抵抗力。

2.营养教育　蛋白质-能量营养不良患者是结核病的高危人群,感染结核分枝杆菌后还易发生继发性肺结核、急性血行播散型肺结核等。这些人群可适当运用预防性化学治疗,但加强营养、摄入充足的能量和蛋白质对于增强抵抗力、改善免疫功能以预防结核病也非常重要。因此,不建议老年人长期吃素、追求"千金难买老来瘦",而应均衡饮食,合理营养,患病后的老年人更应该鼓励多进食营养丰富的食物。为促进食欲,饮食上应强调种类多样化,避免单调和重复,力求做到干稀搭配、粗细搭配,还要注意食物的色、香、味、形。有些结核病老年人因疾病影响情绪,导致食欲下降,要鼓励自我调控、放松心情,建议他们多和家人、朋友一起在光照充足、安静舒适的环境中进餐。

三、食物的选择

(一)宜选食物

宜选食物:富含碳水化合物的食物,如米饭、面条、水饺、馄饨、包子、馒头、红薯、山药、芋艿等;富含优质蛋白质的动物性食物,如猪肉、牛肉、鸡蛋、鸭蛋、甲鱼、虾等,青鱼、带鱼等含刺较少的鱼老年人也可小心食用;富含维生素的新鲜蔬菜,如青菜、青椒、西兰花、豇豆、菠菜、番茄、茄子、土豆、胡萝卜等;水果,如香蕉、苹果、橘子、草莓、梨等;富含铁的猪肝、黑木耳、紫菜、黑芝麻等;富含钙的牛奶及其制品、大豆及其制品、虾皮、虾米等。

(二)少选或忌选食物

结核病老年人需忌口的食物相对较少。辛辣、油炸、过热的食物可诱发咯血,咯血患者不宜进食;过辣、过甜食物可刺激咳嗽,咳嗽较重的患者不宜进食;香辣调料和碳酸饮料会产生二氧化碳导致呼吸困难加重,呼吸困难者不宜进食。吸烟和饮酒会导致结核病病情加重,应忌烟、酒。

第十六节　急性肠道传染病

一、概　述

肠道传染病是指细菌或病毒经口侵入肠道,引起以消化道症状为主的传染性疾病,包括细菌性食物中毒、细菌性痢疾、霍乱、病毒感染性腹泻、伤寒、副伤寒等。各种病原体可由粪便排出,经粪-口途径传播。患者感染后往往有恶心、呕吐、腹痛、腹泻、食欲不振、发热、头痛、肢体酸痛、无力等症状,腹泻可表现为水样便、米泔水样便或黏液脓血便。

老年人由于营养状况差、免疫力低下,容易感染发病且病情重,若治疗不及时,会迅速出现脱水,进一步引起肠穿孔、腹膜炎、急性肾衰竭、外周循环衰竭等严重并发症,甚至在1～2周内因毒血症或并发症而死亡。老年人平时应养成"喝开水、吃熟食、勤洗手"的良好个人卫生习惯,以预防肠道传染病。如出现呕吐、腹泻等症状,应尽早到医院就诊,做到早发现、早隔离。养老机构等集体单位容易由于水或食物的污染,造成肠道传染病的暴发性流行,应加强食物、餐具及食堂员工的健康管理,做好环境卫生和消毒工作,夏秋季是肠道传染病的高发季节,应注意特别防范。

二、营养治疗与护理

(一)营养治疗

1. 营养丰富的流质、半流质饮食　老年患者因呕吐、腹泻丢失了大量的营养素,再加上高热、恶心引起的食欲不振,以及因病原体侵袭肠道、损伤黏膜影响了食物的摄入和吸收,因此机体容易出现能量不足和负氮平衡,影响肠道黏膜的修复和机体免疫力。腹泻、发热期间应该鼓励老年人多摄入富含蛋白质、低脂、清淡易消化的流质或无渣半流质饮食,可少量多餐。膳食纤维需控制,蔬菜等可切细切碎后加入流质或半流质饮食中。退热后饮食仍应从流质、半流质、软食逐步过渡到普食。由于肠道黏膜出血、水肿影响脂肪的吸收,患者对脂肪常不耐受,摄入高脂油腻食物会加剧腹泻,因此,疾病恢复期,仍需控制脂肪的摄入,过渡到普食后也应清淡、细软、易消化。

2. 维持水、电解质和酸碱平衡　老年患者频繁呕吐、腹泻,丢失大量的体液,很容易出现水、电解质代谢紊乱和酸碱平衡失常,严重者可出现低血容量性休克、急性肾衰竭,甚至死亡。能进食的老年人可购买"口服补液盐"并按说明服用,也可口服米汤、果汁、菜汁或自制糖盐水。注意,不能禁食或禁水。有些老年人为了减少腹泻量而不吃饭、不喝水,会使本就虚弱的身体得不到充足的营养和水分,影响了机体抵抗力和受损肠道的修复,反而进一步加重病情。剧烈呕吐不能进食、腹泻频繁、脱水严重甚至休克者,可给予葡萄糖生理盐水,静脉滴注。腹泻丢失大量钾盐,应监测血钾,低钾血症者需口服或静脉补钾,但应注意宜在尿量>30mL/h之后进行。

3. 必要时胃肠外营养治疗　胃肠外营养治疗使受损肠道处于休息状态,有利于肠黏膜修复和胃肠道功能的恢复,所以患病老年人必要时应予以胃肠外营养治疗,但应在7~10d内终止,以免出现其他并发症。肠出血、肠穿孔者应禁食,并使用胃管进行胃肠减压。

(二)营养护理

1. 营养评估　观察患者消化系统症状,特别是腹泻、呕吐的次数和量,以及大便、呕吐物的性状,测量体重,必要时监测24h出入量、血钾水平等。做好肠道传染病的消毒隔离工作,以免造成传播扩散。

2.营养教育　肠道传染病的防控主要靠预防,即把好"病从口入关"。病原体随患者和携带者的粪便排出体外,经手、食物、水、餐具、苍蝇、蟑螂等媒介进入肠道引起感染,因此老年人要养成饭前便后洗手的良好习惯;保证食物、环境、餐具干净卫生,水果食用前要用流水洗净,餐具要彻底清洗、消毒,平时开展消灭苍蝇、蟑螂等害虫的行动;尽量减少外出就餐,如果外出要到具备卫生许可证的正规餐饮点就餐,不到卫生状况不好的小餐馆或路边流动摊贩处就餐;处理熟食前要洗手或带上一次性手套,生食和熟食加工、存放使用的刀具、砧板、容器要分开,避免交叉污染。平时鼓励老年人加强锻炼,注意劳逸结合,保证充足的睡眠,提高免疫力。

新鲜的肉类、蛋类、奶类、海鲜类食品很容易受病原菌的污染,而且病原菌在污染的食物中可以存活较长时间,如果污染的食物存放较久,细菌大量繁殖产生毒素,人进食后就容易感染致病。因此,要吃新鲜卫生的食物,饭菜最好现做现吃,煮熟后尽快食用,容易变质的食物要放冰箱冷藏,但存放时间不宜过长。老年人应少吃隔夜饭,不吃腐败、变质的食物,特别是夏秋季节气温高,病原体和苍蝇、蟑螂等媒介均容易大量繁殖,加上人体大量饮水使胃酸稀释,不利于杀死病原体,很容易发生肠道传染病。另外,很多致病菌不耐热、不耐酸,经彻底加热或加醋即可杀灭。因此,老年人如吃隔夜的剩菜剩饭,食用前一定要充分加热;平时要喝煮沸后的开水,不喝生水;要避免进食未煮熟的肉类、海鲜类食物,特别是自身易携带病原菌的螺蛳、贝壳、螃蟹、虾等海产品,不宜使用生吃、半生吃、酒泡、醋泡或盐腌后直接食用的方法;各种熟食、酱制品进食前也应重新加热,凉拌菜可加醋和蒜以杀菌。老年人在与家人、朋友团聚时还要注意避免暴饮暴食,以免肠道的抵抗力降低,使细菌和病毒更容易繁殖生长,诱发感染。

三、食物的选择

(一)宜选食物

宜选食物:富含蛋白质和维生素、细软易消化的食物;流质,如米汤、蛋花汤、少油的肉汤、菜汤等;半流质,如各种米粥、面条、馄饨、水蒸蛋、麦片粥、藕粉等。蔬菜可切细切碎后加入半流质,根据病情再逐步过渡到软食和普食,恢复期食物宜富有营养且品种多样化。

(二)少选或忌选食物

腹泻时忌食生冷食物(如雪糕、冰激凌、冰水、生冷瓜果、凉拌菜等)以及油腻、刺激性强的食物(如肥肉、高脂点心、辣椒、芥末、烈酒等);少食可诱发肠出血和肠穿孔的高膳食纤维食物(如竹笋、韭菜、芹菜等)和油炸(煎)等较坚硬的食物;豆浆、豆奶、牛奶、土豆、红薯、萝卜、蔗糖等容易产气的食物,不仅可加重腹胀,还可诱发肠出血和肠穿孔,也应少食用。

<h2 style="text-align:center">第十七节　便　秘</h2>

一、概　述

便秘是指排便困难费力,排便不畅,排便次数减少,粪质硬结,量少。主要表现为每周排便少于 3 次,排便困难,每次排便时间长,排出粪便干结如羊粪且数量少,排便后仍有未排尽的感觉,除了下腹胀痛、肛门疼痛、肛裂、痔疮等表现,由于粪便在肠道内滞留时间过长,产生的氨、吲哚、硫化氢等有毒物质吸收进入血液,还可引起食欲减退、疲乏无力、头晕、烦躁不安、焦虑、失眠、皮肤瘙痒、口臭等症状。

老年人胃肠功能减弱,再加上食量少且精细,又经常久坐或卧床,活动量很少,是便秘的高发人群。调查显示,我国有 15%～20% 的老年人便秘,而且随着年龄的增长,患病率明显增加。生活中常有高血压老年人由于便秘用力屏气加重腹压,导致血压骤然升高,诱发心绞痛、心肌梗死、脑卒中而猝死。因此,便秘不仅影响老年人的生活质量,还会造成生命危险,应该引起重视。老年人平时应增加膳食纤维的摄入,多饮水,养成定时排便习惯,坚持体育锻炼以防治便秘。

二、营养治疗与护理

(一)营养治疗

1.增加膳食纤维的摄入　老年人食欲减退,食量减少,而且以精白米、精白面为主,摄入食物过于精细,蔬菜、水果和粗粮摄入过少,饮水也不足,对肠道刺激小,使得肠蠕动缓慢、排便不畅而引起便秘。膳食纤维由于具有吸水膨胀性能,能增加粪便的容量,刺激肠道蠕动而排出粪便,减少有害物质在肠道内滞留的时间,因此膳食纤维的补充是功能性便秘首选的治疗方法,老年人应该多摄入富含膳食纤维的食物,如芹菜、韭菜、豆芽、蒜苗、竹笋等,以及香蕉、梨、番茄等各种水果。每餐应至少进食一盘蔬菜,每日可进食蔬菜 500g,水果 300g,谷类、薯类和杂豆 300g 左右。

2. 多饮水　水能润滑肠道,软化粪便,促进粪便排泄,老年人应该主动定时少量饮水,而不是等到口渴时才喝水,特别是冬天,虽然身体排汗量变少,但很多家庭使用空调、电暖气等,老年人实际上会丢失大量水分,也应注意主动补水。每天应饮水 5～8 杯,包括晨起后一杯温开水,总共约 1500mL。只有肠道中有充足水分,膳食纤维才能吸水膨胀,产生足够的粪便容积并刺激肠蠕动。饮水应以白开水、淡的绿茶、菊花茶、普洱茶、大麦茶、苦丁茶等为宜。蜂蜜热能高、营养单一,不是很好的食物选择,但它能改变肠道渗透压,也有一定的润肠通便效果,特别是对果糖不能耐受的老年人,也可适量选用。

3. 食物多样化且合理搭配　老年人的三餐饮食应力求做到干稀搭配、粗细搭配、荤素搭配。稀的食物(如米粥、蛋花汤、鸡肉蔬菜汤、酸奶、牛奶、豆浆、纯果汁、银耳汤等)不仅容易吞咽、吸收,而且可以补充足够的水分;粗粮富含膳食纤维和维生素,有利于预防便秘;荤素搭配有利于营养全面。牙齿脱落的老年人,可以把食物切碎切细或用料理机绞碎后做成菜泥、水果泥等形式,或者加入汤和米粥中,也可做成水饺和包子的馅。

(二)营养护理

1. 养成良好的饮食习惯和排便习惯　养成干湿搭配、粗细搭配的饮食习惯,多吃粗粮,多饮水,少吃辛辣食物;不要过度节食,因为食物太少,经肠道吸收后食物残渣过少,不足以刺激肠道产生便意。养成晨起后定时排便的好习惯,以便建立条件反射,有便意时更应及时上厕所,不要继续处理手头的事情而推迟排便,否则会使便意抑制而诱发便秘;排便时不应读书看报,更不能做屏气用力等危险动作,以免引起意外。老年人慢性便秘不可长期服用或滥用泻药,必要时可选择膨胀性泻剂或使用温盐水灌肠。

2. 心理护理　老年人如果人际关系紧张,家庭不和睦,长期处于心情抑郁或精神紧张状态,都会使自主神经紊乱,引起肠蠕动抑制而加重便秘,因此应该鼓励老年人自我调节心情,与家人处理好关系,保持心态平和、心情舒畅。

3. 鼓励规律运动　很多老年人久坐不动、长期卧床,体力活动和锻炼运动很少,使肠动力减弱,是便秘的重要原因,应该鼓励老年人每日进行适当的体育活动,比如散步、打太极拳等,如不方便出门,也可在家多走动、做家务、做甩手等动作,或者局部按摩腹部来刺激肠蠕动。

三、食物的选择

(一)宜选食物

宜选食物:富含膳食纤维的豆制品、荞麦、燕麦、糙米、麦麸、全麦面包、麦片粥、红薯、土豆、南瓜、山药、玉米、芹菜、韭菜、菠菜、白菜、西兰花、豆芽、青椒、蒜苗、洋葱、黄花菜、竹笋、芦笋、萝卜、海带、黑木耳、香菇、冬菇、芝麻;水果,如香蕉、梨、苹果、西瓜、草莓、猕猴桃;富含水分的酸奶、米粥(可做成红薯粥、南瓜粥、燕麦粥、百合粥等)、红豆汤、紫菜汤、银耳汤、果汁(连渣,不建议过滤);其他,如决明子茶、红薯叶煮水有一定的促进排便作用,也可适当选用。

(二)少选或忌选食物

少选或忌选食物:含膳食纤维少的过于精细的食物(如精制的白米、白面等)和西餐(如汉堡、比萨等);辛辣、刺激性强的食物,如辣椒、咖喱、芥末、胡椒等;油炸(煎)酥脆的食物,如油条、炸春卷、炸鸡翅、薯条等。戒烟和酒。

(吴育红)

第四章 老年人营养膳食服务与管理

随着我国人口老龄化程度的不断加深,养老服务体系的进一步完善也是全社会最现实、最关注的问题之一。民以食为天,合理膳食不但能够提供老年人感官享受,还能促进老年人的身体健康,提高他们的生活质量,是成功老龄化的关键,因此饮食与营养问题一直是老年人及其家属关注的重点。由于我国养老护理从业人员食品与营养专业知识、规范技术操作基础较为薄弱,所以制定老年人营养与膳食服务及管理规范供相关人员学习,加强老年膳食服务人员的营养知识培训,对建设一支专业化的、能够提供高质量服务的养老队伍很有必要。

第一节 老年人营养膳食服务

一、居家养老营养膳食服务

居家养老是指老年人按照我国传统生活习惯,选择在家安度晚年的养老模式,是目前我国最主要的养老方式。居家养老的老年人,与子女一起居住的,早饭和晚饭可由家人帮助解决,但午餐常有一定困难,特别是高龄、行动不便的老年人。另外,一些空巢、独居、农村留守的老年人,买菜做饭也常有困难,因此这些老年人的一日三餐成了很现实的社会问题。我国各地政府部门、基层社区结合当地老龄化情况和社会民情,充分利用社区资源,为居家老年人提供了多样化的营养与膳食服务,主要模式有开展社区老年食堂,建设居家养老配餐社会机构,与邻近社区的养老院、饭馆、医院、学校等合作为老年人提供膳食、提供入户膳食服务等。

(一)社区老年食堂

社区或村老年食堂(以下简称老年食堂)可单独设立,也可与医务室、阅览室、休息室等一起构成社区(村)居家养老服务中心、星光老年之家,不仅可满足老年人饮食营养的需要,还能为老人提供聚会、交流的场所。老年食堂常设在居民相对集中的社区(村)中心,一般为老年人提供午餐和晚餐,也有提供三餐或只提供午餐。老年人在家门口就能吃上放心、实惠的饭菜,大大提高了他们的生活便利度和幸福指数。

1.运行和资金补贴模式 老年食堂有"政府主导、社区运行"和社区自建、社会民间力量参与等模式,比如截至2013年6月,杭州主城区有401个社区老年食堂,其中社区自建142个。由于老年食堂是居家养老服务的重点工作,政府和社区常会在政策、场地和资金方面提供支持,比如街道或社区提供场地(减免房租),政府补贴食堂工作人员工资;也可由政府提供资金支持老年食堂的建设和运转,社区筹资贴补一日三餐的饮食成本;有些社区还会安排"4050"人员(女40岁以上、男50岁以上,自身难以在劳动力市场竞争就业者)或其他较年轻的老年人担任助老员,参与食堂的食品安全管理和卫生保洁工作以及送餐工作等。

运行和资金补贴模式实例:某地每建一家居家养老中心,区政府给予10万元上限的财政补助,并配套补助每家每年2万~3万元的运行经费,如需进一步丰富服务内容、放宽保障人群,则超出财政补助的部分由村或社区自行解决;某市民政局对于新建的区域助餐中心,给予8万~12万元补贴;改建的,给予8万~10万元的补贴;对原餐饮单位挂牌、依托社会资源联办的,给予5万~8万元的补贴;某街道将120位老年人的饮食外包给周边养老院,每个季度街道贴补养老院7万元左右;某社区对老年人就餐的补助按年龄划分,70至80岁的老年人每人每月补助100元,80至90岁的老年人每人每月补助130元,90岁以上老年人每人每月补助160元。某社区以每餐成本8~13元计算,老年人就餐支付5~10元,剩下3元由社区筹资贴补。

不管是哪种模式运行的老年食堂,为了保证其可持续运行,都应鼓励社会、家庭、慈善基金会、企业等共同参与。参与形式可多样化,比如鼓励家属、社区较为年轻的老年人投身到老年食堂的志愿者活动中;鼓励爱心企业向老年食堂提供捐助(比如可以作为冠名企业每年捐助3万元)、提供厨师上门等各类技术支持或者捐助米和油等。

2.服务对象 老年食堂的服务对象因食堂的规模、辖区内老年人数量而异,有些老年食堂只为老年人提供服务,有些只为符合一定要求的特殊老年人提供服务,比如很多老年食堂由于规模和财政支持有限,规定只有70岁或75岁以上的老年人才能到食堂里吃饭,也有一些老年食堂会为其他年龄段的居民开放,但收费可能会比老年人高。

3.膳食内容 老年食堂有点餐和套餐的形式,一般配有5~6个菜品供老年人选择。套餐内容和形式各地不一,以一荤两素一汤、两荤两素一汤、一主荤一副荤一素一汤的标准餐为多见。老年食堂菜单应合理搭配、菜品富有营养,符合老年人饮食特点,最好在3~7d之内不重复,菜单还应根据老年人需求随时调整,使服务更贴心。很多食堂饭菜的买、洗、做都亲自完成,老年人还可以随时监督,吃得更放心。考虑到特殊情况,一些老年食堂还会提供糖尿病、高血压和清真食品等特色菜谱。

4.定价　我国社区老年食堂的定价模式多样化,因地区经济发展水平而不同。由于很多老年食堂为政府补贴型,有一定的社会福利性质,因此老年食堂普遍定价较低,一餐以2~10元较为多见,有的还对老年人免费。比如太原市民政局出台的老年食堂服务指南,将享受优惠的老人分为甲、乙、丙、丁四类。甲类为"三无"(无劳动能力、无生活来源、无法定抚养人)和特困老年人,可享受免费午餐。乙类为80岁以上高龄、优抚、低收入和残疾困难老人,每顿午餐只需2元。丙类为空巢、独居困难老人及失独老人,每顿午餐只需4元。丁类为有经济能力且有就餐需求的老人,每顿午餐6元。社区其他老年人可凭居家养老服务券就餐。一般来说,各地对于有子女或者身体和经济情况尚可的老年人,老年食堂收取一定的费用,比如一餐3~10元;对于家庭困难(如低保户)、80周岁(也有定为90岁)以上、孤寡病残的老年人,很多食堂都提供免费用餐或每人每餐只收少量的低偿费用。同时向其他年龄段开放的老年食堂,由于老年食堂的特殊定位,对老年人和其他就餐者收费可不相同,比如某市老年食堂一份午餐(一荤两素一汤),60岁以上老年人享受优惠价10元,周边白领就餐价为15元。

5.就餐模式　老年人自行前往老年食堂就餐的模式最为常见,而且应该大力提倡和鼓励,因为对老年人而言,走路、散步有利于身体健康,在食堂就餐,与食堂职工或者其他老年人聊天说话还有利于心理健康;对于食堂和社区而言,还能节省送餐的人力成本。除了直接到食堂用餐,还有些社区自己提供餐厅,由社区食堂或合作机构食堂、餐饮公司负责配餐、送餐,老年人就餐时间来到老年中心或餐厅,再通过服务人员订餐。有些社区安装了公共服务智能终端大屏,老年人还可自行轻触屏幕,拨通送餐电话订餐。考虑到行动不便或有特殊困难的老年人的实际情况,各地社区结合实际情况,开展各种送餐模式,比如食堂为特殊老年人提供爱心送餐到家服务,或者依托社区志愿者开展上门送餐服务,社区也可安排"4050"人员或者五六十岁的"初老"为八九十岁且行动不便的"老老"送餐。

(二)居家养老配餐中心

考虑到每个社区建立老年食堂,都需要场地并配备厨房、冰箱、煤气等设备和厨师、服务员等人力资源,再加上有些城市的老城区,寸土寸金,很难找到建立老年食堂的场所,有些周边居民对建设食堂产生油烟也很有意见,因此,部分城市社区依托社会力量,建立大型的区域配餐社会机构来实现全覆盖。如无锡市依托某大型快餐公司建立居家养老配餐中心,为6个街道的老年人送餐,该中心每天需要各个社区居委会工作人员在规定时间之前,将所需送餐份数和要求发送到民政局的留言平台以便统计订餐。

（三）依托社会力量和共建资源

没有自建老年食堂、也没有配餐中心的社区，可以考虑依托社会力量和共建资源，按照就近便利的原则，与辖区邻近的养老院、饭馆、医院、学校等单位合作，以变通且实惠的方式解决老年人的就餐问题。各级民政机构应该鼓励机关、企业食堂、餐饮业参与到社区的养老配餐服务中，并给予相应的优惠和资金补贴，或者为老年人办理享受价格优惠的爱心就餐卡，并协调送餐上门等服务。比如北京市除了建立社区老年食堂外，还与众多的餐饮企业合作，签订服务协议，设立养老（助残）餐桌，政府购买服务，向符合条件的老年人发放养老（助残）券，持券的老年人可到这些"餐桌"就餐，养老（助残）餐桌（餐饮企业）则每月一次凭券向民政局兑换现金；广州某社区与中山大学学生食堂达成共识，由居委会统一登记订餐、中山大学学生食堂统一配给，并按照成本价格提供午餐给社区孤寡老人、残疾人等特殊群体，社区则为送餐工人提供电动单车。上海市静安区某街道与华东医院食堂达成协议，由医院食堂按老年人营养标准，每天中午和傍晚向社区老人供应热饭热菜。社区里有吃饭需求的老年人只要缴纳 4 元钱，就可以吃上一顿搭配好的套餐：一大荤、一小荤、一素、一汤。米饭则用老年中心自己的电饭锅煮。

（四）入户饮食服务

对于某些有特殊饮食要求或者需要助残的老年人，社区或提供入户服务的机构还可有偿或低偿提供入户服务，为老年人烹制符合其要求的饭菜或提供助残服务。比如天津市居家养老入户服务规范，明确入户饮食服务包括入户膳食加工和助餐，且明确饮食服务要求，包括符合相关食品卫生规定；饭菜无焦煳，符合老年人饮食需求；助餐服务应符合老年护理相关规定；餐后卫生清理及时。

（五）家庭养老自助供餐

由于各地区经济发展水平不平衡，尚有很多社区（村）没有提供饮食服务，老年人采取传统的家庭养老自助供餐的形式。对于这一部分家庭和老年人，社区（村）应做好营养健康教育工作，比如指导家属制作饭菜的时候，要考虑到家庭成员中还有老年人，应该根据他们的特点，制作符合老年人口味的松软易消化、营养丰富的饮食。调查发现我国大城市老年人的食用油、食盐摄入量常常超标，但蔬菜、水果、牛奶等食用量偏低，很多老年人还持有"千金难买老来瘦"等错误观点，长期低能量饮食或者长期吃素，社区（村）或政府部门应该做好他们的健康教育工作，努力改变他们的营养观点和膳食模式，比如让他们意识到长期吃素或者过于消瘦并不利于身体健康，进食蛋白质（鱼、肉、牛奶、豆类）的量不应过少，而应与年轻人差不多，标志胖瘦的 BMI 以 20.0～26.9kg/m² 为宜。另外，由于脑部退行性变化的原因，老年人记忆力减退，有些还有阿尔茨海默病，家庭养老的老年人应该注意用火安全。

二、机构养老营养膳食服务

营养与膳食、医疗、护理是养老机构的三大支柱内容，为了逐步满足多样化的养老服务需求，不同定位的养老机构在膳食方面也提供了不同的服务方式，最常见的为养老机构食堂，该模式与社区老年食堂相似，一般分点餐制和包餐制两种形式，点餐制即每餐点菜后刷卡支付费用，包餐制即食堂提供几个菜，老年人根据机构标准自行组合，比如中午按一荤一半荤一素组合，晚餐按一荤一素组合。机构应鼓励老年人自行前往食堂就餐，如老年人行动不便或有特殊困难，可由养老员送餐上门。包餐制的机构，养老员也可提前一天或一周手持菜单前往食堂统一点菜，有利于食材购买时量的控制和老年人满意度的提高。在特殊节假日，机构还可提供传统节日应景食物、自助餐等，或者组织老年人一起制作传统节日食物，如包粽子、包水饺等，老年人生日时也可以提供蛋糕、寿面等，以丰富老年人的生活，提高他们的幸福感。机构中包餐制的定价以每月 400～500 元居多，也有些高达近千元，比如北京市和熹会老年公寓的餐费为每月 900 元，主要还是看机构的定位。有些条件较好的民营养老机构，还有部分内设厨房的套房，可供入住的自理能力较强的老年人单独使用，类似于家庭养老自助供餐的模式。

机构应该根据老年人的情况进行膳食分级管理，比如特护老年人对食物的松软、酥烂度要求更高，应该将其膳食与一般老年人分开制作。目前，我国北京、上海等地的养老机构管理办法中均要求"老年人的膳食制作和用餐应当与工作人员分开"，但考虑到各地经济发展不均衡，养老机构规模大小不一，机构中大部分年轻、健康的老年人对膳食基本没有特殊要求，这些老年人的膳食和工作人员一起制作也可以，而且这样可能更符合老年人觉得自己被工作人员同等对待的心理，所以本章第五节中的"老年人营养膳食服务与管理规范（建议版）"对此未作要求，但机构应将老年人和职工的用餐账目核算清楚，并定期向老年人及其家属公布账目。

由于机构养老的老年人大多高龄、残疾、伴有多种退行性疾病或其他常见病，身体情况常不如居家养老的老年人，原则上机构应配备专业的营养师对老年人进行定期营养评估，根据他们的疾病和身体情况提供不同的饮食指导方案和食谱。目前，养老机构很少配备营养师，膳食服务负责人应该考虑老年人特点，提供品种多样化的松软的膳食，除一般饭菜外，还应提供水果、牛奶、杂粮、面食等，除普食外，还应提供软食、流质、半流质饮食，并定期更换品种；根据机构养老老年人情况，还应提供清真或其他少数民族饮食和特殊疾病饮食;对于咀嚼障碍或者吞咽障碍的老年人,还应提供特殊制作的饮食或鼻饲饮食;营养不良的老年人,除了设法增进其食物摄入量外,目前市场上有些营养均衡的医学用途配方食品,也可以建议老年人家属购买。上海华东医院孙建琴等组织的大型调查发现养老机构的老年人营养不良的比例要远远高于居家养老的老年人,这也应该引起养老机构领导的重视和思考:除了老年人自身情况不如居家养老老年人外,机构还能从膳食服务和管理上做哪些努力,来改善入住老年人的营养情况。

 知识链接 9

老年人用餐列《北京市居家养老服务条例》首位

2015 年 1 月,《北京市居家养老服务条例》(以下简称《条例》)经由北京市十四届人大三次会议通过,成为全国首部以居家养老服务为内容的地方性法规。北京市人大常委会副主任柳纪纲介绍,《条例》并非按以前的《老年人权益保障法》里的内容所写,而是以老人最亟须的服务如何解决为导向制定。《条例》第三条将居家养老服务需求分为八大类,包含了老人用餐、医疗卫生服务、家庭护理服务、家政服务、文体娱乐服务、精神慰藉等。八大类居家养老服务由政府统筹、企业参与,本着就近便利、价格合理的原则向老年人提供。在具体实施上,政府部门会出台一些扶持和补贴政策。

"可以看到,我们把就餐写到第一位,在立法调研过程中,我们了解到,老人居家养老,对用餐便利的需求最明显。"北京市人大常委会副秘书长、内务司法办公室主任刘维林介绍。

1. 老年人就餐怎么实施

《条例》草案此前的审议稿明确提出鼓励企事业单位食堂开放为老年人提供就餐服务,但上会的审议稿没有这条内容。刘维林称,这项在老年食堂开放中给予了宽泛的规定,没有列那么全面。北京目前有 3500 家老年餐桌,立法调研中也得知有不少大型餐饮企业对老年人配餐有参与想法。根据本条例,政府部门可通过制定措施扶持企业和社会组织为老年人提供用餐服务,方式可以多样。在老年人用餐方面,政府会给企业一个引导,但不会限制价格,将主动权交给市场。此外,还会对特殊困难的老年群体给予补贴等。这方面民政局、老龄办还将出台下一步配套措施。

2.实地探访

(1)小区无老年餐桌,老人自己拎菜上楼。近日,新京报记者在海淀区四季青镇的一些小区走访发现,大多数小区还未设置老年餐桌,一些行动不便的高龄老人的照料也存有缺憾。2015 年 1 月 24 日下午,海淀区四季青镇常青园北里小区,84 岁的李淑芬刚从超市出来,左手拄着手杖,右手拎着一袋菜。超市的师傅从楼中出来跟她打招呼:"李奶奶,我帮你把米放在家门口了。"

跟李淑芬上到 4 层,门口放着师傅送上来的米和面粉。她说,女儿住在回龙观,自己和外孙女住。"闺女每周给我送一次菜,有菜,也有肉。我要还缺什么就到下面社区超市买,重的东西,米啊、面啊,师傅们就给我扛上来。"李淑芬的外孙女在外企工作,平时回家晚,午饭要老人自己做,有时晚饭也是她做给外孙女吃。"老年餐桌这几年老听说,但我们这里没有。我们这小区是回迁房,农民多,他们都有儿女在身边,不需要这个。但我们需要的,也没办法满足。"老人说。

(2)餐饮企业积极性不高。记者在西四环沿线的几个社区走访发现,都没建老年餐桌。对此,四季青镇相关负责人刘斌表示,希望《居家养老服务条例》出台后,基层能尽快落实,让需要服务的老年人得到照料。他介绍,从 2009 年起,北京市提出推广"9064"养老服务新模式(即 90％家庭养老,6％社区养老,4％机构养老),"从那时起,完善居家养老的配套设施建设,我们就一直在做,但几年来也没全面建起来,执行中遇到一些困难。有的小区需要老年餐桌的老人确实不多,我们也拿出补贴给没办老年餐桌的小区老人送餐,但餐饮企业积极性并不高。"

据了解,某餐饮企业曾从海淀区拿到一年 10 万元的补贴资金,为老人送餐。该企业能辐射 10 个左右的社区,每年服务人数近 4000 人次。这家餐饮企业的老板说:"每天配餐都没有定额,每一顿饭怎么安排,也是众口难调。"

来源:新京报 http://epaper.bjnews.com.cn/html/2015-01/26/content_559301.htm?div=-1.

知识链接 10

北京市养老助餐新政推出就餐补贴和运营补贴

为加强养老助餐服务"保基本"能力，本市再次出台优惠政策。市民政局日前举行新闻发布会，对《关于提升北京市养老助餐服务管理水平的实施意见》（京民养老发〔2022〕69 号）进行解读。根据这一文件，无论是基本养老服务对象就餐，还是养老助餐点提供服务，都将获得政府补贴。

《实施意见》中，加大养老助餐服务资金支持成为一大亮点。根据文件，本市将通过给予基本养老服务对象就餐补贴、给予养老助餐点运营补贴等方式，提升基本养老服务对象就餐获得感，促进养老助餐点可持续运营。

"结合财政经济状况和老年人养老助餐服务需求，补贴采取'供需并补'的思路。"市民政局副局长、新闻发言人李红兵说。根据《实施意见》，基本养老服务对象在养老助餐点获取午餐或晚餐的，每人每天将给予 5 元就餐补贴。就餐补贴在老年人给付就餐费用时自动扣减，就餐消费额度超过 5 元时方可享受。

需要说明的是，就餐补贴是面向基本养老服务对象，并不是面向全体老年人。据了解，基本养老服务对象是指具有本市户籍的城乡特困老年人，低保和低收入家庭的失能、失智、高龄老年人，计划生育特殊家庭老年人，以及其他家庭失能、失智、重度残疾老年人。目前，全市居家的基本养老服务对象有 26 万人。

"将养老助餐服务补贴的对象定位为基本养老服务对象，主要是考虑他们面临的经济和身体方面的困难。对于其他老年群体，我们主要通过满足就餐便利性、丰富性角度进行统筹规划。"李红兵表示，这样的补贴方式是根据北京市经济发展水平和财政能力，经过反复论证和测算确定的。

根据《实施意见》，对于养老助餐点，可按实际助餐人数给予每人每天 3 元的运营补贴。李红兵说，运营补贴是根据实际助餐人数进行补贴，人数统计不仅限于基本养老服务对象。为什么还要给予养老助餐点运营补贴呢？原来，养老助餐服务在实际经营中运营成本高，服务对象体量却要远远小于一般社会餐饮企业；老年人对服务品质要求高，消费能力不足、支付能力弱；养老助餐服务风险高，收益与付出却不成正比。为撬动养老助餐服务消费，促进养老助餐点可持续运营，本市提出对养老助餐点给予运营补贴。

目前，全市已发展 1000 多家养老助餐点。根据新的养老助餐政策，老年人每天刷一次卡，政府就会给养老助餐点一次运营补贴，从而鼓励养老助餐点更好地提供服务。李红兵表示,这项补贴虽然给了养老助餐点,但也可以使老年人间接受益。

为加强养老助餐服务"保基本"能力,提高市场化、便利化、多样化水平,《实施意见》还提出,鼓励国有企业、优质社会餐饮企业参与养老助餐服务。文件提出,养老助餐点须制定荤素搭配、营养均衡的食谱并每周更新,有条件的还要提供符合相关标准的老年营养餐。餐品类型应逐渐覆盖至咀嚼吞咽困难的失能老年人、需慢性病饮食干预的老年人,还要照顾到少数民族等有特定饮食习惯的老年人。

来源:人民网 http://bj.people.com.cn/n2/2022/0518/c82840-35273489.html

第二节　老年人营养膳食护理

社区和养老机构专业人员应了解影响老年人饮食、营养的因素,正确评估老年人的饮食、营养状况,确定老年人现存或潜在的营养问题,进而给予膳食调整、合理干预或者营养教育,促进老年人合理营养、成功衰老。

一、饮食、营养评估

(一)影响饮食、营养的因素

1. 生理因素　老年人新陈代谢减慢,机体所需能量相应减少,但对钙等某些营养素的需求却有所增加。老年人个体差异较大,一般来说,年纪较轻的、体格高大健壮的、活动量大的老年人对能量的需求量相对高些。另外,食物质地的软硬应考虑到老年人的喜好、牙齿和一般情况。

2. 心理因素　一般情况下,轻松、愉悦的心理状态会促进食欲,而焦虑、忧郁、恐惧、悲哀等不良情绪会使食欲下降,比如有些老年人住进机构后,刚开始不适应,可能会觉得有被遗弃感,心情抑郁而影响食欲。另外,进餐环境、餐具和食物的洁净度及食物的色香味等也会影响人的心理,从而影响老年人对食物的选择和摄入。

3. 病理因素　疾病会影响老年人的食欲和对食物的摄取、消化、吸收,服用的药物也可能促进或抑制食欲;部分老年人还会对特定食物过敏,比如进食海产品后出现腹泻、哮喘,或因乳糖酶缺乏,饮用奶制品后引起腹泻等症状。

4.社会文化因素　不同的经济水平、文化背景、宗教信仰、地理位置、生活方式等均会影响老年人的饮食、营养状况。比如有些老年人很节省,实行点餐制的话,可能就会舍不得点两三个菜。还有,山区的老年人习惯吃猪肉,可能会要求每天都要有猪肉,沿海地区习惯吃海鲜,可能就会要求每天都要有鱼、虾、蟹。工作人员在尊重老年人饮食习惯和文化差异的同时,也应给予适当的营养教育。

(二)营养评估

1.饮食评估　饮食评估主要包括以下几个方面:①年龄、性别、身高、体重及活动量;②饮食习惯,如平时常摄入的食物种类和量、餐次和分配比例、有无偏食;③有无进食困难,如咀嚼或吞咽功能减弱,或其他影响因素;④有无饮食变化或食欲不振、恶心、呕吐、腹泻等胃肠道症状;⑤有无影响饮食的文化差异与宗教信仰。

2.体格评估　老年人的体格评估主要指标有体重、身高、腰围、BMI。其中,体重是最常用的基础指标,可以反映老年人在一段时期内营养状况的变化。根据体重、身高计算的 BMI 也较为常用。

BMI 可用于判断体重是否肥胖、超重、正常或消瘦。中国肥胖问题工作组根据我国居民体型制定的标准是:BMI<18.5kg/m^2 为消瘦,$18.5\sim23.9$kg/m^2 为正常体重,$24\sim27.9$kg/m^2 为超重,BMI$\geqslant28$kg/m^2 为肥胖。但目前倾向于认为老年人的体重应该适当放宽,体型稍胖可能更健康。

二、一般饮食护理

专业人员对老年人的营养状况进行评估,护士、医师、营养师共同协商,根据老年人的疾病特点、身体耐受力和经济承受能力制订食谱,必要的时候在进餐时给予护理。

(一)食谱编制

机构和社区老年食堂应当编制符合老年人营养需求的食谱,合理配制符合食品安全要求和民族风俗习惯、适宜老年人食用的膳食。本部分内容较为重要,老年营养餐、一般老年人和患病老年人的周食谱编制独立为第三节。

(二)进餐护理

1.进餐前　帮助老年人安排尽可能清洁、整齐、美观、空气清新的进餐环境,营造轻松愉快的进餐气氛。在房间就餐的特护老年人,进餐前工作人员应暂停非紧急的治疗护理工作;整理病室和床单位,去除不良气味及不良视觉印象;鼓励同室老年人一起进餐,促进食欲;有病危或呻吟的老年人可用屏风遮挡。还有要保证老年人感觉舒适。进餐前协助特护老年人排便、洗手、取舒适体位。如身体许可,可协助老年人下床进餐,不便下床者可取坐位或半坐卧位,床上放跨床小桌,必要时将治疗巾或餐巾置于胸前,保持衣服、被单的整洁。协助老年人取正确的进餐姿势(图4-1)。

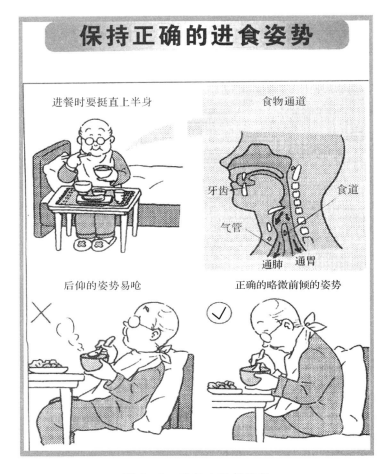

图4-1 老年人进餐姿势

2.进餐时 老年人进餐期间,工作人员应加强巡视,观察老年人进食情况;家属带来的食物须经护士检查,符合饮食要求方可食用,必要时提供微波炉加热服务。对在病房就餐的老年人,进餐时应协助取合适体位,并将食物、餐具等放到易取处,鼓励老年人自行进食。对不能自行进食的老年人,养老员应给予喂食,或指导家属喂食。喂食时应耐心,注意喂食速度和食物的温度及每次的量;对双目失明或双眼被遮盖的患者,在喂食前应告知食物名称,以增加其进食兴趣和食欲。另外,养老员可指导老年人使用吸管进流质食物;对不能经口进食的老年人,需予以管饲饮食或胃肠外营养补充机体能量和所需营养素。

3.进餐后 应及时撤去餐具,清理餐桌;在病房就餐的老年人,可协助其洗手、漱口,必要时做口腔护理,取舒适卧位。对于特殊老年人,需记录进食的时间、量、食物种类、进食后的反应,以评价老年人的饮食是否满足营养需要;对于需禁食、延时进食、特殊饮食的老年人,做好交接班工作。

三、特殊饮食护理

老年人进食障碍的比例很高,比如咀嚼、吞咽困难,特别是高龄、脑卒中(俗称中风)、肿瘤术后、阿尔茨海默病的老年人。进食障碍会造成营养不良、脱水、吸入性肺炎、窒息等并发症,应引起重视。程度轻的,可将食材切得细碎,烹制松软、酥烂,或者将食物搅碎,可能就能解决问题。严重的,有些老年人不能咀嚼固体食物,进食液体比如喝水又会呛咳,有些甚至不能经口进食任何食物,就需要给予特别的饮食护理,包括制作特殊膳食和鼻饲喂食等。

(一)特殊膳食制作

对于进食困难,传统的解决方法是提供流质、半流质饮食,但很容易引起老年人营养不良。比较好的方法是提供烂、黏稠、汤羹性质、没有骨刺的高营养糊状食物。糊状食物介于液体和固体之间,营养成分高于流质食物,不含颗粒,类似于米糊。生活中常见的或方便制作的糊状食物有蒸蛋羹、米糊、藕粉、芝麻糊、肉末＋菜末＋烂面条、牛奶＋藕粉、水果泥、粥＋捣烂的菜＋虾泥。传统糊状食物一般利用鸡蛋或淀粉来成形,市售的介护食品还常用其他一些增稠剂来增加食品的黏稠度,以减少吞咽困难造成的液体食物误吸。为促进老年人多进食糊状食物以增进营养,制作膳食的时候应该优先选择老年人喜欢的、尽量多样化的食材,再根据老年人口味进行调味,也可以借助模具制作成各种形状以刺激食欲。还要鼓励老年人少量多餐,并酌情给予营养补充制剂。

糊状食物的制作:①选择食物及配料,切碎、剁烂。②用搅拌机打成嫩滑糊状,去除颗粒状食物。③根据需要加入水分、肉汤或生粉、增稠剂制成软硬度合适的糊状。④调味、煮熟。

由于传统的手工制作已经不能满足老龄化背景社会的需求,目前很多发达国家开始研究新技术,比如利用3D打印机为有咀嚼或吞咽困难的老年人生产凝胶状的"软滑食物",使食物生产走向工业化。"软滑食物"是指将生的、熟的、新鲜的或冰冻的食物绞碎、混合、浓缩成浆,然后重新塑形。这些打印出来的食物形象逼真,看起来和吃起来都跟日常食物相似,但质地很软、入口即化。打印出来的食物可以放进冰箱里冷冻,吃的时候再用微波炉加热即可。

（二）吞咽困难导致的急危问题

1. 噎食　噎食是指食物误咽堵塞声门或气管引起的窒息，是老年人猝死的原因之一。引起噎食的常见食物有馒头、包子、汤圆、麻糍、水煮蛋、肉类、芋艿、红薯、鱼等。进食速度过快、食物过干是造成老年人噎食常见的原因。噎食的表现为：进食时突然不能说话，出现窒息的痛苦表情（惊恐、呼吸困难，面色苍白或发绀）；通常用手按住颈部或胸前，并用手指口腔，但说不出话来（图 4-2）；如为部分气道阻塞，可出现剧烈的咳嗽，咳嗽间歇有哮鸣音。如老年人清醒，也可问他是否噎住了，如果点头则确认无疑。噎食应及时识别诊断，争分夺秒就地抢救。

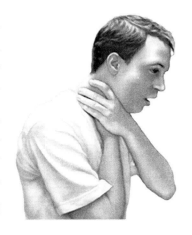

图 4-2　噎食的一般表现

如果食物阻塞在咽喉部，可试用汤勺柄或筷子刺激老年人的舌根部，以引起呕吐，促使食物排出。如果食物阻塞在气道内，可采用海姆立克急救法（图 4-3）：老年人意识清醒时，老年人站立，抢救者站在老年人背后，将双臂分别从其两腋下前伸环抱老年人（图 4-3A），一手握拳头，将虎口顶住老年人肚脐以上、剑突以下的上腹部中央，另一手从前方握住拳头，用虎口快速向内、向上冲击挤压老年人的腹部（图 4-3B），然后重复操作，直至异物排出。对于昏迷的老年人，抢救者先将老年人安置为仰卧位，然后面向老年人，骑跨在其大腿上，双手十指交叉、两掌重叠，置于老年人肚脐上方，用掌根向前下方突然冲击挤压其腹部，重复操作，直至异物排出（图 4-3C）。如上述方法失败，或者解除食道梗阻后，老年人呼吸心跳停止，则要及早行胸外按压。老年人发生噎食时也可以自救：一手握拳头，另一只手握住该拳头，用虎口快速冲击肚脐以上、剑突以下的上腹部中央；或靠在椅子的背部顶端、桌子边缘或任何钝角物件，快速挤压腹部（图 4-3D）。

海姆立克急救法虽然有一定的效果，但也可能带来一定的危害，故发生噎食时，应先快速采用其他方法排除异物，在其他方法无效且患者情况紧急时才能使用该法。平时也应做好老年人的健康教育，预防噎食事件的发生。噎食的预防措施有：食物宜软、宜小、宜碎，少吃干硬、黏滞食物；进食宜慢，细嚼慢咽，小口吞下，同时喝点汤或稀饭，吞服药片、药丸时也要多喝几口温开水；吃饭时心情平静、少说话。有假牙或者饮酒后的老年人进食时应格外注意。

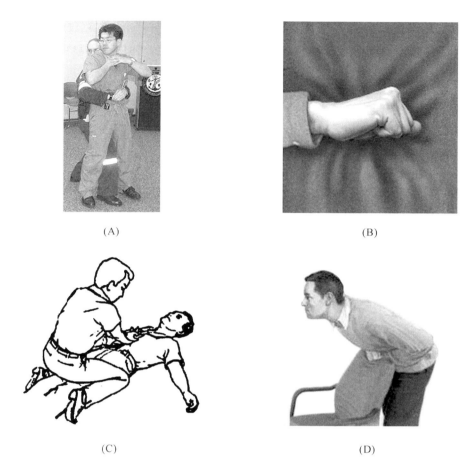

(A)　　　　　　　　　　　　(B)

(C)　　　　　　　　　　　　(D)

图 4－3　海姆立克急救法

2.吸入性肺炎　吸入性肺炎是指食物误咽入气管或肺部而引起的肺炎。如果老年人在用餐时或用餐后呛咳厉害,有食物从嘴里溢出或残留在口内,吞咽疼痛且液体比固体食物更难吞咽,吞咽后声音嘶哑、反复发烧、食欲减退、体重减轻,工作人员应警惕老年人可能患上了吸入性肺炎,应赶紧送医院治疗。

(三)鼻饲喂食

对于不能正常进食的老年人,需要通过胃肠内营养或胃肠外营养来供给能量和营养素。管饲饮食是胃肠内营养支持的重要方式,不能正常进食的老年人,可以通过管道如鼻胃管(胃管经鼻腔插入胃内)将流质食物、营养液、水和药物直接注入胃肠道以维持营养和治疗。该方法相对副作用小、更接近正常生理状态,是一种安全、经济的营养支持方法。每次鼻饲喂食的时候,将注射器连接于胃管末端,先确认胃管在胃内(用注射器抽吸见胃内容物;向胃管内快速注入 10mL 空气,同时用听诊器在左腹部听到气过水声),然后注入少量温开水,再缓慢灌注温度适宜的鼻饲液或药物。鼻饲完成后,再次注入少量温开水清洁管腔,然后清洗注射器等用物并盖好备用。一般每次鼻饲量不超过 200mL,时间间隔不少于 2h;药物应研碎、溶解后再注入;新鲜果汁与奶液分别灌入,避免产生凝块。

第三节　老年营养餐与周食谱编制

一、老年餐

由于大多数老年护理服务人员专业知识有限,目前老年食堂的膳食服务较为粗线条,食堂基本上只提供"热乎乎、软乎乎、烂乎乎"的"老年餐",而不是"营养均衡、搭配合理"的"老年营养餐"。近年来,中国营养学会老年营养分会对中国五个城市进行了调查,结果发现养老机构的老年人 14% 有营养不良,36% 有营养风险,情况不容乐观。目前的"老年餐"存在的问题主要有:水果、牛奶、豆类、蛋白质供给量远远达不到老年人的推荐摄入量;膳食、能量三餐分配不合理,比如蛋白质早餐过少,晚餐过多;提供食物不合理,比如给所有老年人提供牛奶,导致乳糖不耐受的老年人喝了含乳糖的牛奶后腹泻;提供高风险食物,比如鲫鱼、汤圆;基本没有也无能力针对"糖尿病、高血压、痛风等常见病和咀嚼、吞咽困难等常见问题"提供特殊的营养餐。因此,养老机构很希望营养专业人员能够为他们"量身定做"科学合理的老年健康营养餐食谱。

二、老年营养餐

美国、日本等发达国家的老年营养餐事业发展已经很成熟,如在日本,60%～70% 的老年人食用老年营养餐,老年人介护食品的开发研究也做得很好。我国老年营养餐研究起步较晚,但近年来也引起了大家的重视。比如,2010 年由中国老年学学会老年营养与食品专业委员会牵头确立了"中国老年健康营养餐工程"项目;2012 年"两会"期间全国政协委员提出了"加快中国老年健康营养餐建设"的提案,呼吁政府与时俱进,尽早出台政策,引导全国老年营养配餐健康发展,呼吁政府提供资金支持各省(市)科研单位因地制宜、因人制宜研发配餐食谱。目前北京市(如中国疾病预防控制中心营养与食品安全所)、上海市(如华东医院等)等地各科研单位与当地民政系统正协作开展老年人营养餐的开发与研究,上海出台了《养老机构膳食营养指导》,北京也在重点开发老年健康营养餐。2014 年,在上海召开的中国老龄化与健康高峰论坛上,老年营养餐也是参会的营养和民政系统专家交流的热点话题。目前,市场上提供营养服务(包括营养评估、营养咨询、营养配餐)的公司应运而生,但普遍收费较高。

三、老年营养餐周食谱编制

饮食营养关系到老年人的日常生活自理能力和慢性病的发生、发展,因此提供科学合理、适合老年人的健康营养餐对于提高老年人的生活品质、促进老年人成功衰老、减少医疗照护支出有重要而深远的意义。为了满足老年人食物多样化的营养要求和食物不重复的口感食欲要求,最好制定一周 7 天的食谱。在制定食谱的过程中,应选择符合老年人营养要求的多样化的食材;做到营养均衡,干湿搭配、荤素搭配、主副食搭配、颜色搭配(刺激食欲)、三餐分配合理;每日食谱中上午和下午的餐间最好一次搭配水果,一次搭配点心;保证每天食谱不重复。

笔者根据以上原则,结合饮食文化,编制了一般老年人的健康营养餐周食谱,并根据疾病的特点和营养治疗要求,编制了常见慢性病(包括糖尿病、痛风、高血压、营养不良、缺铁性贫血和骨质疏松症)老年患者的健康营养餐周食谱,以供各老年食堂参考。为了加深各机构工作人员对食谱科学性、合理性以及为什么要这么编制的理解,笔者还对编制的食谱进行了分析,各机构工作人员可以根据分析,因时(季节)因地制宜,对食谱进行适当的本土化改造。

(一)一般老年人健康营养餐周食谱编制与分析

一般老年人健康营养餐周食谱示例见表 4-1。

表 4-1　一般老年人健康营养餐周食谱

	周一	周二	周三	周四	周五	周六	周日
早餐	香菇鸡肉粥	小馄饨	牛奶	白粥	牛奶	小米粥	豆奶
	黑米馒头 1 个	水煮蛋 1 个	肉松面包 1 个	咸鸭蛋 1/2 个、花卷 1 个	肉包 1 个、荞麦窝窝头 1 个	少量榨菜或酱瓜或腐乳,水煮蛋 1 个	蛋糕 1 个、玉米 1 小段、土豆 1 个
中餐	米饭	米饭	米饭	米饭	米饭	米饭	米饭
	水蒸蛋	狮子头	千张包 3 只	香菇肉末豆腐羹(或肉末日本豆腐)	肉饼蒸蛋	清汤鱼圆(或盐水虾)	清炒苦瓜
	西芹香干肉丝	腐皮青菜	干煸四季豆	土豆鸡丁	虾皮冬瓜	黑木耳青椒炒肉片	海带排骨汤

续表

	周一	周二	周三	周四	周五	周六	周日
点心	红豆沙＋牛奶（或绿豆汤）	小米南瓜粥（或地瓜粥）	花生汤	苏打饼干5块	芝麻糊	酸奶	豆腐脑
晚餐	米饭	米饭	米饭	米饭	米饭	米饭	米饭
	胡萝卜土豆烧肉	葱油鲈鱼	番茄炒蛋	红烧青鱼（或带鱼）	鱼香肉丝	芋芥排骨汤	洋葱炒猪肝
	蒜泥菠菜	清炒丝瓜（或黄瓜）	炒花菜	蒜泥西兰花	清炒莴笋	茄子炒豇豆	白菜粉丝

分析：

本食谱是根据老年人的特点、结合浙江省饮食文化制订的。在制订食谱过程中，我们选择了符合老年人营养要求的多样化的食材；做到营养均衡，干湿搭配、荤素搭配、主副食搭配、颜色搭配、三餐分配合理；每日食谱中上午餐间搭配水果（因不便统一，此处略去，老年人可自行购买），进食障碍者可提供果汁、果泥；下午餐间搭配点心；保证每天食谱不重复；考虑一周内食物搭配合理，比如隔天给予牛奶和酸奶，隔天供应鸡蛋（以水煮蛋、水蒸蛋、番茄炒蛋等形式提供），隔天给予咸和甜的点心，以合理形式提供鱼和粗粮。

本食谱符合中国居民膳食指南"食物多样，合理搭配；多吃蔬果、奶类、全谷、大豆；适量吃鱼、禽、蛋、瘦肉"的要求。考虑到很多老年人不是很喜欢喝牛奶，因此该食谱没有每天供应奶类，各机构可根据情况适当调整，或者建议老年人自行购买。对于乳糖不耐受（喝含乳糖的牛奶后产气多、肠鸣、腹胀或腹泻）的老年人，可提供或者建议购买不含乳糖的奶类，如酸奶；机构还可根据老年人口味提供水饺、面条、包子等面食作为主食，或者食谱中每周安排一天的晚餐为面食（后面食谱同）；对于实在不喜欢牛奶、面包作为早餐的可以以稀饭、包子等中式早餐代替。为方便起见，也可略作调整，比如周五早餐牛奶＋肉包1个＋荞麦窝窝头1个改为牛奶＋肉包2个。大型机构还可提供更丰富的食物，如早餐炒1~2个蔬菜，提供切片西红柿、黄瓜、蔬菜沙拉等。在制餐的时候，还应注意以下几点：保证食材、食物新鲜卫生；食物要松软、易于消化吸收；减少烹调油用量，提供清淡少盐膳食（早餐小菜同样不宜太咸）。为兼顾食物美味，可用葱、姜、蒜、当归、香菜、醋、菌类等代替部分食盐来调味；注意食物量合适，使老年人能吃饱，但又"食不过量"，以能够保持健康体重为准。

(二)常见慢性病老年患者健康营养餐周食谱编制与分析

1.糖尿病老年人健康营养餐周食谱(表 4-2)编制与分析

表 4-2 糖尿病老年人健康营养餐周食谱

	周一	周二	周三	周四	周五	周六	周日
早餐	豆浆	酸奶	低脂奶	燕麦片	豆浆	酸奶	豆奶
	黑米馒头1个、玉米1小段	煮豆腐干2片、咸面包片1片	花卷1个、水煮土豆1个	刀切馒头1个、水煮蛋1个	荞麦窝窝头1个、水煮芋艿1个	肉包1个	全麦面包1个、水煮土豆1个
中餐	米饭	米饭	米饭	米饭	米饭	米饭	米饭
	水蒸蛋	狮子头	千张包3只	家常豆腐	肉饼蒸蛋	素烩豆腐	清炒苦瓜
	西芹(芹菜)香干肉丝	腐皮青菜	干菜四季豆	紫菜肉丝汤	虾皮冬瓜	黑木耳青椒炒肉片	海带排骨汤
点心	无糖苏打饼干4块	水煮芋艿1个	玉米1小段	水煮花生少量	玉米1小段	无糖苏打饼干4块	水煮花生少量
晚餐	米饭	米饭	米饭	米饭	米饭	米饭	米饭
	胡萝卜土豆炒鸡丁	清蒸鲈鱼(或盐水虾)	番茄蛋汤	蒸带鱼	鱼香肉丝	清汤鱼圆	洋葱炒猪肝
	蒜泥菠菜	清炒丝瓜(或葫芦)	茭白炒肉丝	蒜泥西兰花	清炒莴笋	茄子炒豇豆	白菜粉丝

分析:

给糖尿病老年人提供适量的营养均衡的膳食,有助于控制老年患者的血糖、血脂、血压和体重,延缓其并发症的发生和发展。在制订本食谱的时候,注意食物的选择,以富含膳食纤维的 GI 较低的各式蔬菜、杂粮为主,同时注意肉、蛋、奶、豆类等富含蛋白质的食物的补充。少用或忌用食物:含糖食物,如甜饮料、甜饼干、甜面包等;富含饱和脂肪酸与胆固醇的食物,如牛油、猪油、奶油及动物内脏、蟹黄、鱼子等;油炸食物,如油条、炸鱼、炸鸡、炸薯条等;腌制食物,如榨菜、萝卜干、咸鱼、咸肉、火腿等。烹饪方式最好是清炖、水煮等,不可太咸太油,食盐摄入量 5g 以下。每日提供适量的食物,点心等的能量应包含在整日的能量之中,每日以供应的食物能量维持或略高于理想体重为宜。三餐饮食应均匀搭配,每餐均有碳水化合物和蛋白质。早、中、晚餐膳食可根据患者的病情按1/5、2/5、2/5分配或按30%、40%、30%分配。机构也可以准备或者让老年人自备小番茄、黄瓜或甜度稍低的猕猴桃、桃子、冬枣、青苹果、樱桃等水果作为上午点心。

2.痛风老年人健康营养餐周食谱(表4-3)编制与分析

表4-3 痛风老年人健康营养餐周食谱

	周一	周二	周三	周四	周五	周六	周日
早餐	小米粥	粉丝汤	酸奶	白粥	牛奶	小米粥	蘑菇燕麦粥
	少量酱菜、黑米馒头1个	水煮蛋1个、玉米1小段	全麦面包1个	咸鸭蛋1/2个、花卷1个	菜包1个、荞麦窝窝头1个	少量榨菜或酱瓜或腐乳、茶叶蛋1个、玉米1小段	蛋糕1个、土豆1个
中餐	米饭	米饭	米饭	米饭	米饭	米饭	米饭
	水蒸蛋	肉丝炒茭白	千张包3只	肉末豆腐羹(或肉末日本豆腐)	红烧鹌鹑蛋	蒸南瓜	干菜苦瓜
	西芹肉丝	香菇青菜	干煸四季豆	炒土豆丝	炒冬瓜	黑木耳青椒炒肉片	鸡丝海带汤
点心	红豆沙+牛奶(或绿豆汤)	小米地瓜粥(或南瓜粥)	花生汤	苏打饼干5块	芝麻糊	香蕉	酸奶
晚餐	米饭	米饭	米饭	米饭	米饭	米饭	米饭
	胡萝卜土豆鸡丁	肉丝炒包菜	番茄炒蛋	韭菜炒蛋	鱼香肉丝	芋艿排骨汤	洋葱炒鸡蛋
	蒜泥生菜	清炒丝瓜(或黄瓜)	炒花菜	蒜泥西兰花	清炒莴笋	茄子炒豇豆	白菜粉丝

分析:

痛风患者应选择嘌呤含量低的食物以控制血尿酸水平。含嘌呤低的食物,包括谷类食物及其制品,如大米、玉米面、面条、通心粉、蛋糕、年糕、饼干等;奶制品,如牛奶、酸奶、奶粉等;蛋类及其制品;蔬菜类,如青菜、包心菜、花菜、冬瓜等;各类水果,如苹果、橘子、猕猴桃、梨等;坚果类,如花生、杏仁、核桃等。急性期应严格选择低嘌呤食物,缓解期和慢性期可适量选用中等嘌呤食物,如肉类、禽类、鱼类、贝壳类及菠菜、干豆类、扁豆、芦笋、蘑菇、香菇、鸡腿菇等。禽畜肉类最好先切块、加水煮过弃汤后再制成菜肴,以减少其嘌呤含量。应少用或忌用含嘌呤高的食物,如瘦肉类、动物内脏(如肝、肾、胰、心等)、脑及肉汁、肉汤、鱼类(如鲭鱼、鳀鱼、鱼子、小虾等)、禽类(如鹅、鹧鸪等)。痛风伴发血脂异常者,同时要限制脂肪摄取。豆制品包括豆腐,大豆为中等嘌呤食物,在制成豆制品的过程中,流失了一部分嘌呤,所以豆制品可以适量食用,不必严格禁忌。

本食谱主要以嘌呤含量低的蔬菜、水果、谷类等碳水化合物为主。由于痛风患者多为超重或肥胖,因此以低 GI 食物为主,机构每日供应给患病老年人的食物量应以维持或略高于理想体重为宜。由于富含蛋白质的肉类、禽类、鱼类大多富含嘌呤,因此痛风老年人的食物供应主要以谷类、牛奶、蛋类为主。考虑到口味,本食谱部分菜肴添加了肉丝、鸡肉丝等增加食物的鲜味和美味。

另外,还应该指导患病老年人不宜暴饮暴食;鼓励其多喝开水、茶水或食用含水分多的水果等食物,以保证尿量,从而增加尿液中尿酸的排出量,同时预防尿路结石的形成;但肾功能不全时饮水应适量。由于血中酒精浓度过高会导致血中尿酸增加,所以痛风患者还应戒酒,包括啤酒。

3. 高血压老年人健康营养餐周食谱(表 4-4)编制与分析

表 4-4 高血压老年人健康营养餐周食谱

		周一	周二	周三	周四	周五	周六	周日
早餐		香菇鸡肉粥	菜肉水饺	牛奶	白粥	牛奶	小米粥	豆奶
		黑米馒头 1 个		肉松面包 1 个	开胃黑木耳、花卷 1 个	肉包 1 个、荞麦窝窝头 1 个	炒包心菜、水煮蛋 1 个	蛋糕 1 个、玉米 1 小段、土豆 1 个
中餐		米饭	米饭	米饭	米饭	米饭	米饭	米饭
		水蒸蛋	狮子头	千张包 3 只	香菇肉末豆腐羹(或肉末日本豆腐)	家常豆腐	清汤鱼圆(或盐水虾)	清炒苦瓜
		西芹香干肉丝	腐皮青菜	干煸四季豆	炒土豆丝	虾皮冬瓜	黑木耳青椒炒肉片	海带排骨汤
点心		红豆沙+牛奶(或绿豆汤)	小米南瓜粥(或地瓜粥)	花生汤	苏打饼干 5 块	芝麻糊	酸奶	豆腐脑

续表

	周一	周二	周三	周四	周五	周六	周日
晚餐	米饭	米饭	米饭	米饭	米饭	米饭	米饭
	胡萝卜土豆鸡丁	葱油鲈鱼	番茄炒蛋	清蒸带鱼（或鲳鱼）	鱼香肉丝	芋艿排骨汤	洋葱炒肉片
	蒜泥菠菜	清炒丝瓜（或黄瓜）	炒花菜	蒜泥西兰花	清炒莴笋	茄子炒豇豆	白菜粉丝

分析：

合理营养可以减轻高血压症状，有助于降低和稳定血压，延缓高血压并发症的发生。同时也可减少降压药物的用量，从而减轻高血压药的不良反应。高血压老年人应限制钠的摄入，适当增加钾、钙的摄入。宜选的食物有富含钾的食物，如青椒、番茄、香蕉等；富含钙的食物，如牛奶、虾皮、鱼、蛋等；富含镁的食物，如香菇、菠菜等。宜少选或忌选的食物有酒精饮料、过咸食品或腌制食品，如榨菜、咸菜、咸肉等。盐每日控制在 3g 左右，少用味精、酱油及辛辣调味品。同时，也应避免过多食用动物性脂肪和富含胆固醇、反式脂肪酸的食物，如肥肉、油炸食品、蛋黄、动物内脏、鱼子、蟹黄、奶油、冰激凌等。

此食谱在一般老年人健康营养餐周食谱上改制而成，减少了富含胆固醇的鸡蛋、肉类、动物内脏和含钠高的咸鸭蛋、咸菜等的供应，增加了各式蔬菜、黑木耳等。由于高血压患者多为超重或肥胖且合并血脂异常，所以应以富含膳食纤维的低 GI 食物为主要能量来源，机构每日供应给患病老年人的食物量应以维持或略高于理想体重为宜。烹制的时候注意以水煮、清蒸的清淡少盐、少油、少糖烹饪方式为主。日常饮食中控盐措施有：起锅放盐；多提供蘸料菜；多加酸、少加糖；少提供加工食品；以蒸、炖等烹调方式，保持食物的原有鲜味；使用香菜、菌类、海带来增加食物的美味；使用人参、当归、枸杞、川芎等中药材来增加风味；多用料酒、葱、蒜、花椒、洋葱等来调味。

4. 营养不良老年人健康营养餐周食谱（表 4-5）编制与分析

表 4-5　营养不良老年人健康营养餐周食谱

	周一	周二	周三	周四	周五	周六	周日
早餐	香菇鸡肉粥	小馄饨	牛奶	白粥	牛奶	小米粥	豆奶
	黑米馒头 1 个	水煮蛋 1 个	肉松面包 1 个	咸鸭蛋 1/2 个、花卷 1 个	肉包 1 个、荞麦窝窝头 1 个	少量榨菜或酱瓜或腐乳、水煮蛋 1 个	蛋糕 1 个、玉米 1 小段、土豆 1 个

续表

	周一	周二	周三	周四	周五	周六	周日
中餐	米饭	米饭	米饭	米饭	米饭	米饭	米饭
	水蒸蛋	狮子头	千张包6只	香菇肉末豆腐羹（或肉末日本豆腐）	肉饼蒸蛋	清汤鱼圆（或盐水虾）	清炒苦瓜
	西芹香干肉丝	腐皮青菜	肉丝炒四季豆	白斩鸡	虾皮冬瓜	黑木耳青椒炒肉片	海带小排汤
点心	红豆沙＋牛奶（或绿豆汤）	小米南瓜粥（或地瓜粥）	花生汤	苏打饼干5块	芝麻糊	酸奶	豆腐脑
晚餐	米饭	米饭	米饭	米饭	米饭	米饭	米饭
	胡萝卜土豆烧肉	葱油鲈鱼	番茄炒蛋	红烧青鱼（或带鱼）	红烧大排	芋艿排骨汤	洋葱炒猪肝
	蒜泥菠菜	清炒丝瓜（或黄瓜）	花菜炒肉片	蒜泥西兰花	清炒莴笋	茄子炒豇豆	白菜粉丝

分析：

营养不良是由于膳食摄入不能满足人体对蛋白质和（或）能量的要求，无法维持正常生理功能而发生的一组临床症状，其发生与人群的生活水平、居住环境、生活不良习惯及不良心理状态等密切相关。营养不良老年人应多摄入营养丰富的肉类、蛋类、奶类和新鲜的蔬菜水果，增加食物的摄入量。

此食谱在一般老年人健康营养餐周食谱上改制而成，增加了部分菜肴中肉类的含量。菜式与一般老年人的食谱相比改变不大，主要还是靠厨师烹制时适当增加菜肴中肉类、鱼虾类、蛋类的比例，另外就是鼓励老年人多摄入食物。除了疾病和老年人咀嚼、吞咽、消化、吸收等生理原因，一般来说，机构中的老年人营养不良的发生主要与其不良的饮食习惯和饮食观念有关。比如，部分老年人长期习惯吃稀饭配营养价值低的咸菜，还有很多老年人坚信"千金难买老来瘦"，坚持长期吃素和减肥。营养学界认为，老年人的BMI应以 $20.0 \sim 26.9 \mathrm{kg/m^2}$ 宜。

5.缺铁性贫血老年人健康营养餐周食谱(表4－6)编制与分析

表4－6　缺铁性贫血老年人健康营养餐周食谱

	周一	周二	周三	周四	周五	周六	周日
早餐	香菇鸡肉粥	小馄饨	牛奶	瘦肉粥	牛奶	花生黑豆粥	豆奶
	黑米馒头1个	水煮蛋1个	肉包2个	花卷1个	肉包1个、荞麦窝窝头1个	水煮蛋1个	肉包1个、玉米1小段
中餐	米饭	米饭	米饭	米饭	米饭	米饭	米饭
	紫菜肉丝蛋花汤	狮子头	千张包6只	香菇肉末豆腐羹(或肉末日本豆腐)	肉饼蒸蛋	清汤鱼圆(或盐水虾)	清炒苦瓜
	西芹香干肉丝	腐皮青菜	肉丝炒四季豆	白斩鸡	虾皮冬瓜	黑木耳青椒炒肉片	海带小排汤
点心	红豆沙＋牛奶(或绿豆汤)	小米南瓜粥(或地瓜粥)	鸭血粉丝汤	桂花藕粉	芝麻糊	酸奶	豆腐脑
晚餐	米饭	米饭	米饭	米饭	米饭	米饭	米饭
	胡萝卜黑木耳烧肉	葱油鲈鱼	番茄炒蛋	红烧青鱼(或带鱼)	红烧大排	芋艿小排汤	洋葱炒猪肝
	蒜泥菠菜	清炒丝瓜(或黄瓜)	花菜炒肉片	蒜泥西兰花	清炒莴笋	茄子炒豇豆	白菜粉丝

分析：

缺铁性贫血是呈慢性渐进性发展的常见病、多发病,患者皮肤黏膜苍白,自觉头昏、乏力、心悸、气短等。慢性失血是缺铁性贫血的主要原因。另外,胃肠道系统疾病影响铁的吸收和膳食中缺铁也是缺铁性贫血的原因。积极治疗原发病,去除病因,是纠正贫血的关键。从食物中补铁也是纠正缺铁性贫血的一个有效措施。

一般来说,动物性食物含铁量比植物性食物丰富,且更容易吸收。因此,缺铁性贫血老年人应该多摄入富含铁的动物性食物,如红色的禽畜肉类和动物内脏,如肝脏、动物血等。另外,黑木耳、紫菜、芝麻、藕粉等含铁量也很丰富。维生素C可防止铁被氧化并能促进铁的吸收,故应多食用富含维生素C的酸枣、红枣、草莓、柑橘、柠檬等水果,并可随餐饮用鲜榨果汁。我国营养学家发现黑豆连皮食用可改善贫血,也建议多食用。

本食谱在营养不良老年人健康营养餐周食谱上改制而成,增加了含铁丰富的肉类、动物内脏、黑木耳等的比例,如早餐增加了肉包、瘦肉粥,点心增加了鸭血粉丝汤、桂花藕粉,菜肴中增加了紫菜、黑木耳等。同营养不良老年人一样,厨师给缺铁性贫血老年人烹制食物时也应适当增加菜肴中肉类、鱼虾类的比例。另外,就是鼓励老年人多摄入这些食物。同时,也要纠正老年人"长期稀饭配咸菜""坚信千金难买老来瘦""长期吃素或过度减肥"等不良的饮食习惯或饮食观念。浓茶与咖啡等可影响铁的吸收,应适量。

6.骨质疏松症老年人健康营养餐周食谱(表4-7)编制与分析

表4-7 骨质疏松症老年人健康营养餐周食谱

	周一	周二	周三	周四	周五	周六	周日
早餐	牛奶	牛奶	牛奶	牛奶	牛奶	牛奶	牛奶
	黑米馒头1个、肉包1个	刀切1个、水煮蛋1个	肉松面包1个	花卷1个、豆腐干3块	肉包1个、荞麦窝窝头1个	肉包1个、水煮蛋1个	蛋糕1个、玉米1小段、土豆1个
中餐	米饭	米饭	米饭	米饭	米饭	米饭	米饭
	酥炸小鱼	狮子头	千张包6只	香菇虾米豆腐羹(或虾米日本豆腐)	肉饼蒸蛋	盐水虾	清炒苦瓜
	西芹香干肉丝	腐皮青菜	肉丝炒四季豆	白斩鸡	虾皮冬瓜	黑木耳青椒炒肉片	海带小排汤
点心	红豆沙(或绿豆汤)	小米南瓜粥(或地瓜粥)	花生汤	苏打饼干5块	芝麻糊	红枣银耳汤	豆腐脑
晚餐	米饭	米饭	米饭	米饭	米饭	米饭	米饭
	胡萝卜土豆烧肉	葱油鲈鱼	番茄炒蛋	红烧青鱼(或带鱼)	红烧大排	芋艿排骨汤	洋葱炒猪肝
	蒜泥菠菜	丝瓜炒虾米	花菜炒肉片	蒜泥西兰花	清炒莴笋	茄子炒豇豆	白菜虾皮粉丝汤

分析:

食物中钙的最好来源是奶和奶制品,不仅钙含量丰富(1mg/g),而且由于乳糖的作用,其吸收率也高。此外,豆类及其制品、虾皮、酥炸小鱼、芝麻酱、苜蓿、塘水虾(草虾)、银耳、海带等也是钙的较好来源。植物性食物烹调时可采用先焯水的方式去除草酸、植酸以提高钙的吸收率。甘蓝、花椰菜含钙丰富且草酸含量少,也是钙的较好来源。

本食谱在营养不良老年人健康营养餐周食谱上改制而成,每天早上改为牛奶,另外增加了含钙丰富的酥炸小鱼、豆腐干、银耳、虾米等食物。由于维生素D是影响钙吸收最重要的因素之一,所以也可适当多提供富含维生素 D 的动物性食物,如肝脏、蛋黄等,同时应鼓励老年人每日参加一定量的户外运动,增加日光照射,促进维生素 D 的合成。

虽然现有证据更倾向于认为从膳食或制剂中补钙,老年人的骨密度只能是小量且不可持续地增加,不能有效预防骨折。但也有研究认为钙、乳制品及其他食物对骨质疏松症、骨折风险的影响尚待进一步研究。考虑到从膳食中补钙的安全性,我们还是制定了这一份食谱。

第四节 老年人营养膳食管理

一、行政管理

(一)资质证书和监督管理部门

(1)根据《餐饮服务许可管理办法》的规定,机构应在具备一定条件的基础上,向食品药品监督管理部门提供材料,申请"餐饮服务许可证"(取代原先的"食品卫生许可证")。由于制作凉菜、裱花蛋糕和生食海产品对卫生标准要求高,考虑到老年人的食品安全,食品药品监督管理部门发放给社区老年食堂、养老机构食堂的"餐饮服务许可证"一般会注明不含凉菜、裱花蛋糕和生食海产品,社区和养老机构应在许可范围内经营。

(2)养老机构食堂、社区老年食堂、居家养老配餐中心等餐饮服务业的监督管理工作由行政区域内的食品药品监督管理部门负责。机构食堂、配餐中心应该配合相关部门的监督和管理工作,按照相关法律、法规进行经营和管理。

(二)建立健全管理制度

(1)制定膳食服务从业人员健康管理制度、食品安全和老年人营养知识培训制度,同时建立档案。

(2)建立食品、食品添加剂、食品相关产品进货查验和索票索证制度;制定食品安全事故应急处置制度。

(3)建立膳食服务人员岗位责任制度、工作管理制度、食品安全和卫生制度(包括食品加工卫生、餐具清洗消毒、员工个人卫生、食堂环境卫生等)、供餐服务制度和财务(包括捐赠)制度。

(三)日常管理

(1)编制食谱并张榜公布,讲究干湿、粗细、荤素搭配,符合老年人的营养要求。

(2)根据情况实行点餐制或包餐制。对老年人进行膳食分级管理。

(3)严格执行食品及相关产品的进货查验和索票索证制度,并进行台账记录。格式参考附件1。

(4)物资分类存放,妥善储存,防止变质。食堂仓库、厨具和公用物品,指定专人负责保管,损坏和消耗的物品需经领导同意方可报损。

(5)建立专门账户,食堂补助费专款专用。包餐制进餐不足15天的(如请假回家)可按半个月收取,超过15天不足1个月的,可按1个月收取。做好成本核算,公开收费标准,进出物品登记造册,做到日消耗有登记和月终有盘底,账目清楚并定期向老年人及其家属公开。

(6)每月或定期召开会议,听取老年人的意见,有问题及时改进。

(四)膳食的供应及管理

(1)尊重老年人的饮食特点、习惯和民族宗教习俗,编制营养均衡的食谱,为老年人提供种类多样化、经济、实惠、卫生、可口的均衡营养膳食。

(2)根据需要制作普食、软食、流食及其他特殊饮食。

(3)开饭前服务人员应洗手,戴口罩、帽子,保持衣帽整洁。

(4)对行动不便和有特殊困难的老年人提供上门订餐、送餐服务。

(5)对前来食堂就餐的老年人,为了避免久站排队和插队问题,必要时可安排老年人就座,工作人员或志愿者端饭菜上桌。

(6)餐桌上可提供盐、醋、辣椒,老年人根据口味酌情使用。

(7)冬季注意食物保温,提供饮食加热服务;夏季注意食物保鲜,防止变质。

(8)根据需要提供特殊饮食服务,比如为咀嚼困难者提供食物搅碎服务,为无法自行进餐者提供喂食服务,对管饲老年人提供管饲饮食服务。

(9)因治疗或其他原因误餐者,根据需要随时提供膳食服务。

(10)100人以上就餐的食堂或配餐中心,每顿饭菜要专人负责留样。

(11)餐具清洁后要进行消毒。

(12)非食堂工作人员谢绝进入食品加工制作场所。

(五)监督管理

(1)成立膳食管理委员会,邀请职工代表、老年人及其家属代表参与,进行民主管理。

每个月(或者每年召开 4 次以上)意见座谈会,征求员工、老年人及其家属的意见,满意率应达到 80%以上。

(2)设立食堂服务意见或投诉箱,接受监督。不断提高服务质量,确保食堂平稳有序健康运转。

(3)机构或社区领导应定期深入食堂、餐厅,检查卫生、消防安全和伙食质量等情况。

(4)积极配合食品药品监督管理部门、消防安全等部门的监督检查。对提出的意见和建议,及时采取措施进行整改。

(5)街道或政府部门年终可对政府补贴型食堂进行考核,根据考核结果给予奖惩,发生严重食品安全事故的,要求停止运营进行整改,同时取消补助资格。

二、人员管理

(一)日常管理

(1)指定专人负责膳食服务行政事务管理工作,配备与规模相适应的专职或者兼职食品安全管理人员,建议供餐达到一定规模的养老机构、配餐中心配备营养师。

(2)建立并执行从业人员健康管理制度,建立从业人员健康档案。从业人员上岗前应取得健康合格证明,此后每年进行一次健康检查,必要时进行临时体检。患有痢疾、伤寒、病毒性肝炎等消化道传染病的人员,以及患有活动性肺结核、化脓性或者渗出性皮肤病等有碍食品安全的疾病的人员,不得从事接触直接入口食品的工作。有发热、腹泻、皮肤伤口或感染、咽炎等有碍食品安全病症的人员,应立即离开工作岗位,待查明原因并将有碍食品安全的病症治愈后,方可重新上岗。

(3)定期组织从业人员参加培训,学习食品安全法律、法规、标准,学习老年人膳食指南、平衡膳食宝塔和营养风险筛查及营养干预,提高从业人员基本素质与实际技能,并建立培训档案。

(4)膳食服务人员要穿戴整洁的工作衣、帽,保持良好的个人卫生,禁止佩戴戒指、涂抹指甲油及其他有碍食品安全的行为。

(5)提供入户饮食服务的人员,同样必须取得健康合格证明,每年参加健康检查;接受专业知识和技能培训,持有相应的职业资格证书。上门服务时,应仪容仪表端正,最好能统一着装,并佩戴机构的工牌。

(二)建立膳食服务岗位责任制度

根据就餐人数的多少和实际工作需要设置膳食服务岗位。规模小的食堂,可数人甚至一人承担全部的膳食服务工作。建立膳食服务岗位责任制度,定期进行培训、考核,根据考核结果给予适度奖惩。

1.食堂管理员岗位职责

(1)在机构负责人的领导下,负责机构老人及员工的膳食服务。

(2)合理安排食堂工作,对员工工作进行检查、督促和指导;在人手少的情况下,参与膳食服务工作。

(3)掌控物品、原料采购,做好成本核算,定期公开食堂账目。

(4)遵守相关法律法规,定期组织人员参加培训,做好食品卫生监督,预防食物中毒和人为投毒;做好消防安全工作,预防火灾发生。

(5)组织召开膳食管理委员会会议,深入老人居室听取意见,改进服务质量。

(6)在没有专职或兼职营养师的情况下,负责制订老年人食谱。

(7)督促员工定期体检,做好思想政治工作。

(8)做好餐饮服务许可证的年检工作。

2.厨师岗位职责

(1)服从食堂管理员的领导,认真做好本职工作。

(2)持有厨师职业资格证书(农村及小型养老机构除外)和健康检查合格证明。

(3)注意个人卫生,衣帽穿戴整齐。

(4)熟悉老年人膳食指南,制作符合老年人营养要求和烹饪要求的膳食。每天按时供应三餐(或两餐,或午餐),保证足够的开饭时间,提供符合国家《生活饮用水卫生标准》的生活饮用热水。

(5)做好厨房的清洁、整理、消毒工作,未使用完的食品、原料妥善储存。

(6)服务热情、主动,在人手不够的情况下,协助其他岗位工作。

(7)加强业务知识学习,努力提高烹饪技能。听取老年人和员工的意见,提高服务质量。

(8)遵守院内规章制度。保护食堂财产,减少损失,杜绝浪费。

3.食堂服务员岗位职责

(1)服从食堂管理员和厨师的领导,做好本职工作。

(2)身体健康,体检合格。注意个人卫生,衣帽穿戴整齐。

(3)协助厨师准备三餐(或两餐,或午餐),提供膳食,收集、清洗餐具,清洁打扫餐厅卫生。

(4)服务热情、主动,说话和气,在人手不够的情况下,协助其他岗位工作。

(5)遵守院内规章制度,认真听取老年人和员工的意见,不断提高服务质量。

4.采购员岗位职责

(1)服从食堂管理员的领导,认真听取厨师的意见和建议,本着勤俭节约的原则,根据实际需要采购合格食品。

(2)采购应及时、准确,当场验收,保质保量。

(3)根据市场信誉及合作情况确定供方,保持长期合作,以确保采购的安全性。对于质量不符合要求的供方,应取消其供应资格。

(4)对不合格、手续不完备的采购,财务部门应拒绝报销。

三、卫生管理

(一)膳食科室建筑布局

(1)食堂地点应距离粪坑、污水池、垃圾场(站)、旱厕等污染源 25m 以上。食堂内不得圈养、宰杀活的禽畜类动物。食堂外设立圈养、宰杀场所的,应距离食堂 25m 以上。

(2)食堂、膳食操作区域应有相对的独立性,以减少其他区域的干扰,控制感染。

(3)建筑布局合理,通风、采光、防潮符合要求,同时符合规划、环保和消防的有关要求。如条件允许,食品处理区应按照原料进入、原料处理、半成品加工、成品供应的流程合理布局,食品加工处理流程宜为生进熟出的单一流向,并应防止在存放、操作中产生交叉污染。

(4)食堂建筑面积与机构床位或社区老年人数量应保持合理比例,供餐人数 100 人以下的食堂食品处理区面积不小于 $30m^2$,100 人以上每增加 1 人增加 $0.3m^2$,1000 人以上超过部分每增加 1 人增加 $0.2m^2$。食堂每餐最大允许供应量应与食品加工处理面积相适应。

(5)水池数量或容量应与加工食品的数量相适应;具备足够的洗手设施和消毒装置,熟食间应设置洗手消毒处;洗碗池附近应设有盖污物处理桶,食品处理区内应设专用于拖把等清洁工具的清洗水池。

(6)老年人用餐场所应干燥防滑、无障碍。

(二)食品及其加工卫生管理

(1)严格执行《中华人民共和国食品安全法》,做好食品卫生工作,严格遵守国家市场监督管理部门制定的餐饮服务食品安全操作规范。

(2)食品原料的采购、拣洗、切配、烧煮、供应等都要层层把关,怀疑有毒有害、虫蛀食品、腐败变质或者感官性状异常的不得加工食用。

(3)库存食品应当分类、分架存放,距离墙面、地面 10cm 以上,最好贴有标识,注明保质日期,定位储存,并定期检查、处理变质或超过保质期限的食品。

(4)食堂水池最好荤、素分开使用,洗净的蔬菜应无杂物,洗净的动物性食物应无血、毛,无甲状腺、肾上腺和淋巴结等腺体。

（5）食物要烧熟煮透，防止外熟内生；需要冷藏的熟制品，应在冷却后及时冷藏。

（6）直接入口食品与食品原料或者半成品分开存放，半成品与食品原料分开存放；隔夜、隔顿饭菜和外购熟食在供应前必须重新回锅烧透。

（7）烹饪试味时须用专用小碗，不得直接用汤勺试味，不得直接用手接触食物。

（8）食堂工作人员持有健康合格证，每年进行健康检查，体检不合格者及时调离。操作时保持良好的个人卫生，制作现榨果蔬汁和水果拼盘前，应更衣、清洗并消毒手，操作时佩戴口罩。从业人员洗手方法参见附件2。

（9）不制作和供应生拌冷菜、裱花蛋糕和生食海产品，严防集体性食物中毒和食源性疾病。

（10）留样食品应按品种分别盛放于清洗消毒后的专用密闭容器内，在冷藏条件下存放48h以上，每个品种留样量不少于125g，并做好记录。

（三）餐具及环境卫生管理

（1）具有与供餐人数相适应的生产经营设备或者设施，用于餐饮加工操作的工具、设备必须无毒无害；用具、盛器、锅盖等应放置于架子上，不得直接着地放置；定期维护用于食品运输、加工、储存、陈列、消毒、保洁、保温、冷藏、冷冻等的设备与设施，校验计量器具，及时清理清洗，确保正常运转和使用。

（2）餐具饮具清洗消毒过程和清洗消毒后应符合相关法律法规、标准和规范的规定，并放在专用保洁设施内备用，严格执行"一洗、二过、三消毒、四保洁"制度。消毒的温度、时间和消毒液的浓度要符合要求；购置、使用集中消毒企业供应的餐具、饮具时，应当查验其经营资质，索取消毒合格凭证。

（3）接触直接入口食品的工具、设备应当在使用前进行消毒；不用盛过生鲜水产品的器皿盛放其他直接入口食品，加工过生鲜水产品的刀具及砧板必须清洗消毒后方可再使用；食品加工用具必须生熟标识明确、分开使用、定位存放，防止污染。

（4）保持食品加工经营场所、食品原料储存场所内外环境整洁；空气流通无异味，地面干燥、无油污、无积水、不湿滑；禁止存放有毒、有害物品及个人生活物品，消除老鼠、蟑螂、苍蝇和其他虫害的滋生条件。

（5）厨房内严禁吸烟，确保食品卫生。

四、风险管理

（一）注意食品卫生，预防食物中毒

机构养老和居家养老膳食服务风险管理除了有其自身特点外，还有些共同点，比如

无论是机构食堂、社区老年食堂、配餐中心、合作单位食堂，还是居家养老老年人自己或其家属在家烹饪制作食物，都应注意食品卫生，预防食物中毒。食物中毒风险主要预防措施如下：

(1)购买新鲜卫生的食品原料，购买时应重营养，重质量，兼顾价格。严禁采购以下食品原料："三无"(无厂名、厂址，无生产日期，无保质期限)食品原料；未经动物卫生监督机构检疫或者检疫不合格的肉类及其制品；病死、毒死或者死因不明的禽、畜、兽、水产等动物肉类及其制品；果子狸、老鼠、獾、貉等容易传染疾病的野生动物；有毒有害的食品原料，如野生毒蕈、发芽马铃薯、河豚等。

(2)严禁使用以下食品原料加工制作食品：超过保质期、腐败变质、油脂酸败、霉变生虫、污秽不洁、混有异物、掺假掺杂或者感官性状异常的食品原料。

(3)食物烹调加工过程中，注意清洗和消毒。食品原料应清洗干净，蔬菜水果用流水反复冲洗，去除表面的农药；对接触食品的所有物品清洗干净；注意个人卫生，经常洗手，洗手方法参考附件2；餐具及时洗净消毒，生熟分开，避免食物交叉污染；保持食物加工环境的卫生，避免昆虫、鼠类等动物接触食品。

(4)烹制食物要烧熟煮透，避免进食未加工熟透的食品，比如不要生食螺类、蛙、虾、蟹、生鱼片等水产品，预防因生食水产品导致的食源性寄生虫病；生豆浆加热至80℃时，应将上浮泡沫除净，煮沸后再以文火煮沸5min，使胰蛋白酶抑制物彻底分解、破坏；四季豆应加热熟透，烹调时可先将四季豆放入开水中烫煮10min以上再炒，或者切细切碎后加热足够时间以破坏其中的皂素。

(5)保证食物新鲜卫生。食物尽量现做现吃，需要冷藏的熟制品、剩菜剩饭应尽快冷却后再冷藏；冷藏(或冷冻)温度应符合要求，时间不宜过长，且食用前要彻底加热至中心温度70℃以上。食品原料首选低温保存，也可通过加热、风干等方法保存，尽量缩短存放时间。

(二)机构养老膳食服务风险管理

(1)依照法律、法规、食品安全标准及有关要求从事餐饮服务活动，保证食品安全，接受老年人和家属的监督，承担食品安全责任。

(2)从业人员持有健康合格证，每年参加体检，并建立健康档案。有发热、腹泻、皮肤伤口或感染等有碍食品卫生病症的，立即调离工作岗位，待查明原因、排除有关疾病或治愈后，再重新上岗。

(3)提升工作人员的食品安全与营养意识、膳食服务与管理水平。对食堂、配餐中心负责人和从业人员，就食品安全法律法规、食品安全管理制度规定、食品安全和老年人营养知识等内容进行培训，并建立培训档案。结合实例介绍预防食源性疾病、营养相关性疾病、饮食纠纷的有关知识；对食堂和病区工作人员进行海姆立克急救法培训。

（4）严格按照《餐饮业食品索证管理办法》和《餐饮业和集体用餐配送单位卫生规范》的要求采购食品、食品原料、食品添加剂和食品相关产品，建立采购查验和索证索票制度，采购记录、票据的保存期限不得少于2年，便于溯源。

（5）严禁将回收食品包括辅料烹调加工后再次供应。不提供凉菜、裱花蛋糕和生食海产品等餐饮服务。使用的洗涤剂、消毒剂应当对人体安全、无害。

（6）用水符合国家规定的生活饮用水卫生标准。

（7）食堂布局合理，环境整洁，与有毒、有害场所以及其他污染源保持规定的距离；老年人用餐场所无障碍，地面保持干燥、不湿滑。

（8）制定食品安全事故处置方案，定期检查各项食品安全防范措施的落实情况，及时消除食品安全事故隐患。一旦发生食品安全事故，应立即封存可能导致食品安全事故的食品及其原料、工具及用具、设备设施和现场，在2h之内向卫生部门和食品药品监督管理部门报告，配合相关部门采取控制措施并进行事故调查处理。

（9）建立卫生管理自查制度。建议自查项目参考附件3。

（10）完善协议制度，与老年人或其家属签订协议（可含在相关协议中），明确责任和风险。

（三）居家养老膳食服务风险管理

（1）老年食堂、配餐中心的膳食服务风险管理同机构养老。

（2）鼓励社会团体、社区开展食品安全和营养知识普及工作，提高老年人及其家属的食品安全意识。

（3）提供入户膳食服务的机构应具备相关资质证书，合法经营，膳食服务项目细则、服务流程、服务操作规范等应公开。

（4）提供入户膳食服务的人员必须提供有效的健康合格证明，接受过食品安全与老年人营养专业知识和技能培训，持有相应的职业资格证书，仪容仪表端正，统一着装，佩戴工牌。

（5）完善协议制度，与老年人及其家属签订协议，明确责任和风险。

（6）老年人自己烹制食物时应注意火、电、煤气和液化气的使用安全。

附件 1

食品采购与进货验收台账

单位或部门名称：

进货时间	食品或相关产品名称	规格	数量	供货商	供货商联系方式	食品与购物证明是否一致	验收人

注：台账格式参考《餐饮业食品索证管理规定》。

附件 2

从业人员洗手方法

一、洗手程序

（一）在水龙头下先用水（最好是温水）把双手弄湿。

（二）双手涂上洗涤剂。

（三）双手互相搓擦 20s（必要时，以干净卫生的指甲刷清洁指甲）。

（四）用自来水彻底冲洗双手，工作服为短袖的应洗到肘部。

（五）用清洁纸巾、卷轴式清洁抹手布或干手机弄干双手。

（六）关闭水龙头（手动式水龙头应用肘部或以纸巾包裹水龙头关闭）。

二、标准洗手方法(六步洗手法)

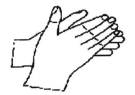

掌心对掌心搓擦

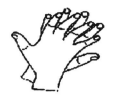

手指交错、掌心对手背搓擦

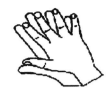

手指交错、掌心对掌心搓擦

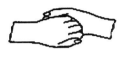

两手互握、搓指背

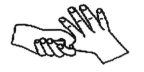

拇指在掌中转动搓擦

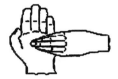

指尖在掌心中搓擦

注:洗手方法参考《餐饮业和集体用餐配送单位卫生规范》。

附件 3

食品卫生管理自查建议项目

	检 查 项 目	结 果
环境卫生	厨房内墙壁、天花板、门窗等是否有涂层脱落或破损	
	食品生产经营场所环境是否整洁	
	防蝇、防鼠、防尘设施是否有效	
	废弃物处理是否符合要求	
食品生产经营过程	加工用设施、设备工具是否清洁	
	食物热加工中心温度是否大于70℃	
	10～60℃存放的食物,烹调后至食用前存放时间是否未超过2h;存放时间超过2h的,食用前是否经充分加热	
	用于原料、半成品、成品的容器、工具是否明显区分,存放场所是否分开、不混用	
	食品原料、半成品、成品存放是否存在交叉污染	
	专间操作是否符合要求	

续表

检 查 项 目		结 果
餐饮具、直接入口食品容器	使用前是否经有效清洗消毒	
	清洗消毒水池是否与其他用途水池混用	
	消毒后餐具是否储存在清洁专用保洁柜内	
个人卫生	从业人员操作时是否穿戴清洁工作衣帽,专间操作人员是否规范佩戴口罩	
	从业人员操作前及接触不洁物品后是否洗手,接触直接入口食品之前是否洗手、消毒	
	从业人员操作时是否有从事与食品加工无关的行为	
	从业人员是否留长指甲或涂指甲油、戴戒指	
	从业人员上厕所前是否在厨房内脱去工作服	
健康管理	从业人员是否取得有效健康培训证明而上岗操作	
	从业人员是否有有碍食品卫生的病症	
食品采购	是否索取销售发票,批量采购是否索取卫生许可证、卫生检验检疫合格证明	
	食品及原料是否符合食品卫生要求	
食品储存	库房存放食品是否离地隔墙	
	冷冻、冷藏设施是否能正常运转,储存温度是否符合要求	
	食品储存是否存在生熟混放	
	食品或原料是否与有毒有害物品存放在同一场所	
违禁食品	是否生产经营超过保质期食品	
	是否生产经营腐败变质食品	
	是否生产经营其他违禁食品	

注:自查建议项目参考《餐饮业和集体用餐配送单位卫生规范》。

第五节　老年人营养膳食服务与管理规范(建议版)

一、总　则

(1)为提升老年人营养膳食服务质量,加强规范化管理,以保障老年人权益,促进老年人社会福利事业健康发展,特制定本规范。

(2)本规范适用于××省各类单位为老年人提供的营养膳食服务。

(3)老年人营养膳食服务单位的宗旨是:提供符合老年人营养和烹饪要求的膳食,促进老年人健康长寿。

(4)老年人营养膳食服务单位除应符合本规范外,还应符合国家现行相关强制性标准的规定。考虑到本省各地区经济发展不均衡、养老机构规模大小不一,以及老年人的心理和情绪,本规范未要求老年人的膳食制作与员工分开。

二、术语和定义

1.老年人

60周岁及以上的人口。

2.营养膳食服务

提供符合老年人营养特点的可直接食用的主食、菜肴和饮料,或者上门帮助老年人烹制食物或帮助进餐的服务。

3.营养膳食服务单位

为老年人提供营养膳食服务的各类单位,包括养老机构(养老院、敬老院、福利院、疗养院等)食堂、社区老年食堂、老年营养配餐中心、提供入户膳食服务的机构、其他参与老年人膳食服务的餐饮企业。

4.入户膳食服务

以入户服务方式为居住在家有需要的老年人提供膳食烹制或助餐服务。

5.食品

供人食用或饮用的成品和原料。

6.从业人员

营养膳食服务单位中从事食品采购、保存、加工、供餐服务等工作的人员。

三、营养膳食服务

1. 营养要求

1.1　食物多样,谷类为主,注意粗细、荤素、干湿搭配。

1.2　提供足量的蔬菜、水果和奶类、大豆及其制品。

1.3　提供适量的鱼、禽、蛋、瘦肉。

1.4　食物适量,帮助老年人维持健康体重。

1.5　三餐食物分配要合理。

1.6　保证食物新鲜卫生。

1.7　供应足量的符合标准的生活饮用水。

2. 烹饪要求

2.1　食物要松软,易于消化吸收,不宜粗糙、生硬、大块。

2.2　蔬菜宜先洗后切成小块,肉类宜切成丝、丁或做成糜状,必要时可制成饺子、包子、馄饨等的馅料。

2.3　尽量使用蒸、煮、炖、焖、炒等烹饪方式,少用炸、煎、熏、腌、烙、烤、膨化、爆炒、凉拌等烹饪方式。

2.4　减少烹调油用量,膳食清淡,少加盐、酱油、糖、味精或鸡精。

2.5　食物和烹饪方式应照顾不同老年人的饮食习惯,尊重少数民族的饮食习俗。

2.6　老年人需要且条件允许时,制作低脂、低盐、高蛋白、高膳食纤维等膳食。

2.7　老年人需要且条件允许时,每餐同时提供普食、软食、半流质、流质、糊状膳食以供选择。

3. 服务要求

3.1　供餐服务要求

3.1.1　为老年人提供舒适、清洁的就餐环境。

3.1.2　每周有食谱,食谱3～7d内不重复。

3.1.3　开饭前服务人员洗手,戴口罩、帽子,保持衣帽整洁。禁止涂抹指甲油、佩戴戒指及其他有碍食品安全的饰品。

3.1.4　每天按时供应三餐(或两餐,或午餐),保证足够的开饭时间。

3.1.5　食物品种多样,供不同口味和不同经济条件的老年人选择。

3.1.6　食物温度适宜,冬季注意保温,提供饮食加热服务;夏季注意保鲜,防止食物变质。

3.1.7　对有需要的老年人提供食物搅碎服务。

3.1.8　对行动不便或有特殊困难的老年人提供上门订餐、送餐服务。

3.1.9　因治疗或其他原因误餐者,根据需要随时提供膳食服务。

3.1.10　语言文明、态度热情。

3.2　助餐服务要求

3.2.1　仪容仪表端正,统一着装,佩戴单位工牌。助餐前要洗手。

3.2.2　帮助收拾床旁桌椅,去除不良气味、不良视觉的物品。

3.2.3　进食前询问是否需要协助上厕所或使用便器。

3.2.4　进食前协助洗手,必要时协助清洁口腔。

3.2.5　进食前协助采取舒适的进食姿势,如协助下床、坐位或半坐位。

3.2.6　床上进食者必要时可协助摆放小桌;侧卧位或仰卧位者,将餐巾围于胸前。

3.2.7　喂食应耐心,食物温度适宜,汤匙满 1/3。进食流质可协助使用吸管。

3.2.8　老年人恶心、呕吐者,应提供容器,协助老年人头偏向一侧,必要时为其更换被服,开窗通风,协助漱口或口腔护理,并保存食物以备化验。

3.2.9　为老年人提供管饲饮食时,须符合管饲饮食护理操作要求。

3.2.10　餐后帮助整理衣被,及时清洗消毒餐具。

3.2.11　入户膳食服务要求饭菜不焦煳,餐后及时清理卫生。

3.2.12　必要时提供辅助餐具,鼓励老年人自己用餐。

3.2.13　遵守职业道德,保护老年人隐私。

3.2.14　服务周到细致,操作规范。

四、营养膳食管理

1.资质证书和名称

1.1　有主管部门颁发的餐饮服务许可证,并在就餐场所醒目位置悬挂或者摆放。具备其他相关资质证书。

1.2　根据营养膳食服务单位的经营特点,标明食堂(机构)、(社区)老年食堂、养老(助残)餐桌、老年人助餐服务点、老年营养配餐中心等名称。

1.3　要求营养膳食服务单位合法经营,应公开服务项目细则、服务流程、服务操作规范等。

2.场地和设备设施

2.1　场地和设备设施与供餐人数相适应,符合相关法律、法规的要求。

2.2　用餐场所地面干燥防滑、无障碍。

3.人力资源管理

3.1　有一定规模的膳食服务单位应配备专职或兼职的食品安全管理人员和营养师。

3.2　营养膳食服务管理人员、食品安全管理人员和营养师应具备大专以上文化程度或 2 年以上相关领域的工作经验,营养师应具有医学背景,厨师应具有职业资格证书(小型膳食服务单位除外)。

3.3 从业人员持有健康合格证,每年参加健康体检,并建立健康档案。

3.4 从业人员要求接受食品安全与老年人营养知识和技能,包括海姆立克急救法的培训,并建立培训档案。

4.食品安全管理

4.1 食品采购、储存、加工、制作、留样、服务严格按照相关法律、法规、标准的要求,严防食物中毒,确保老年人饮食安全。

4.2 不宜制作和供应生拌冷菜、裱花蛋糕和生食海产品。

4.3 餐饮具清洗消毒过程和清洗消毒后符合相关法律法规、标准和规范的规定,并放专用保洁设施内备用。

4.4 注意特殊类食物的食用安全。干燥、黏滞的食品(如糯米类食品)须制成小粒或小块,四季豆、蚕豆、豆浆应烧熟煮透,鲜黄花菜应用水煮、浸泡再行爆炒,咸菜应腌透。鱼类去刺,或制成鱼丸为宜,肉类剔骨为宜。不烹制发芽马铃薯和河豚。

5.制度建设

5.1 按照有关规定和要求制定适合实际工作需要的规章制度。

5.2 与老年人或其家属签订具有法律效力的协议书(可含在相关协议中),明确责任和风险。

5.3 有工作人员工作细则和选聘、培训、考核、任免、奖惩等的相关管理制度。

5.4 膳食经费分账管理,维持食堂收支平衡。收费标准公开,并定期向老年人及其家属公开账目。

5.5 每月召开 1 次(或者每年召开 4 次以上)膳食管理委员会座谈会,征求老年人或其家属的意见,满意率达到 80% 以上。设立食堂服务意见或投诉箱,接受监督。

5.6 制定食品安全事故应急处置制度。定期检查各项食品安全防范措施的落实情况,及时消除食品安全事故隐患。

5.7 对政府补贴型营养膳食服务单位进行考核,根据考核结果给予奖惩。若发生严重食品安全事故,要求停止运营并进行整改,同时取消补助资格。

第六节　老年人营养教育

老年人的膳食工作,除了做好服务与管理之外,对老年人及其家属进行营养教育也很重要。营养教育是指通过改变人们的饮食行为以达到改善营养目的的一种有计划的教育活动。对于老年人,主要是提高其对营养与健康的认识,教育后能够达到平衡膳食、合理营养,以纠正营养缺乏或营养过剩。

一、必要性

老年人的饮食习惯和观念常常存在一些问题,比如有些老年人口味重,不喜欢吃清淡少盐膳食,对食堂烹制的饭菜常颇有微词,觉得不好吃;有些老年人存在挑食、偏食的不良习惯,比如常年吃素,深信"千金难买老来瘦";有些老年人深陷一些饮食误区,或者过分迷信保健食品;还有些老年人对疾病饮食和食品卫生知识缺乏,比如曾有糖尿病老年人向家属抱怨,机构不给她吃饱饭,"进来后从来没吃饱过";还有老年人将前一晚的肉丸子留下来,第二天早上放稀饭里捂热后吃,导致腹泻,但老年人不自知,还到处投诉并责怪机构的蔬菜没洗干净而导致其拉肚子。因此,很有必要对老年人进行营养教育。

二、组织与实施

营养教育是有计划的活动,应事先做好策划和准备,如教育的主题是针对食品卫生、均衡饮食、保健食品,还是糖尿病等疾病饮食? 确定好主题后,还要确定上课老师,可以是机构的专业人员,也可以邀请医院的医护人员或者学校里的老师来上课,然后确定上课的时间和地点。如果是社区的话,活动最好放周末,老年人带小孩出门活动的概率会更高些。还要做好宣传和发动工作,可以拉横幅或者事先在食堂门口或社区人流最集中的广场等放置展板。讲课地点最好放在一楼,以免老年人爬楼梯。为了活跃气氛,上课时可以使用一些小道具,如腰围尺、控油壶、限盐勺、食品模型、辅助餐具等。为了调动老年人的积极性和参与度,也可以发放腰围尺、控油壶、限盐勺等小礼品。

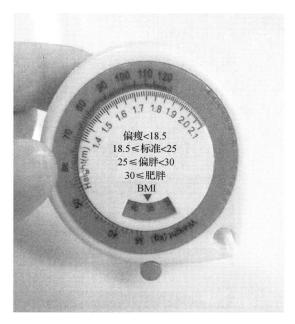

(一)均衡饮食用具

1.腰围尺　如图4-4所示,腰围尺拉出后,绿色区域表示未超标,红色区域表示腹部肥胖。一边是男性的标准,另一边是女性的标准。在转盘处还可以根据自己的身高、体重,转出BMI。腰围尺是一

图4-4　腰围尺

种无须记住具体腰围标准数值,无须计算 BMI 值,比较适合老年人的测量工具。上海市在建设健康城市活动中曾大量发给市民使用。

2. **控油壶**　中国老年人平衡膳食宝塔中建议老年人一天食用的烹调油不要超过 20~25g。图 4-5(A) 的控油壶中左列刻度一小格为 25g。图 4-5(B) 的控油壶,每次一挤压,会上来 20mL 的油,差不多也是一个老年人一天的用油量。图 4-5(B) 比较适合小家庭使用,量可以做到比较精确。如果家庭成员较多,或只想做到大致框定食用油的用量,可以选择左图这种相对较为经济的控油壶。

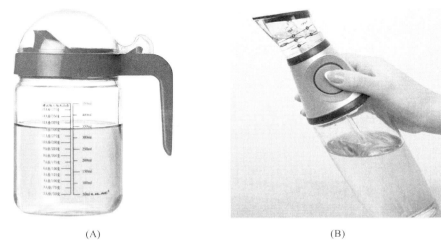

(A)　　　　　　　　　　　(B)

图 4-5　控油壶

3. **限盐勺**　中国老年人平衡膳食宝塔中建议老年人一天食用的食盐不要超过 5g (其他一般人群是不超过 6g)。图 4-6(A) 为 2g 和 6g 的限盐勺,可以根据情况合理选用,比如用 2g 限盐勺,一个老年人一天所有的菜就不能超过 2 勺半。如果家里就两个老年人,那么早餐可以尽量不用或少用盐,中餐用 6g 限盐勺,一勺用于 3 个菜的话,晚餐所有菜用的盐就不能满一勺了。图 4-6(B) 为定量盐瓶,上面一挤压,会从底部出来 1g

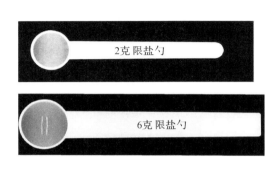

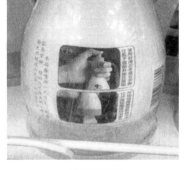

(A)限盐勺　　　　　　　　　　　　　(B)定量盐瓶

图 4-6　定量用盐

盐,量相对精确,好控制些。

4.食品模型 在讲到一天吃多少量的时候,很多老年人对食物的能量没有概念,这里可以借助一些专业的食品模型(图 4-7)。食品模型与真实食品同等比例制作,国内一般做成蔬菜 30kcal/件,其他 90kcal/件。专业的食品模型栩栩如生,非常逼真,容易吸引老年人的注意力,引起他们的兴趣。

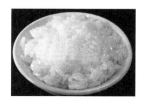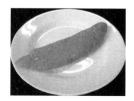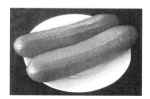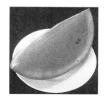

图 4-7 食品模型

5.辅助餐具 对于一些因头颈部损伤、脑卒中等导致偏瘫或手屈曲痉挛、手指变形、握力减弱甚至丧失的老年人,讲课的时候也可以介绍一些辅助餐具。

记忆勺(叉)(图 4-8)的手柄部分用特殊材质制成,浸泡于 60～80℃ 的热水中 1～5min,可根据老年人的手掌、手指、手腕、肘部以及肩膀的伸展情况来调整叉(勺)的手柄形状,然后用水冷却快速定型,常温下 20min 也可自然固化成型。记忆勺(叉)适用于手活动受阻、握力不足者,如颈部损伤、脑瘫、脑卒中者。

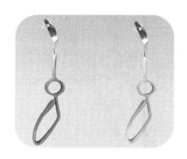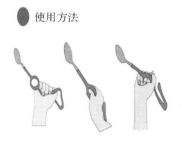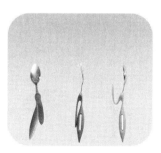

图 4-8 记忆勺(叉)

记忆杯架(图 4-9)原理同记忆勺。

掌套式餐具(图 4-10)的叉(勺)加装手掌套,勺(叉)头可调方向,主要用于手屈曲痉挛、手指变形、握力丧失者。握柄由防滑材料制成,特殊设计可增加手部与握柄间的摩擦,易于抓握。掌套式餐具方便握力减弱的偏瘫患者自行进餐。

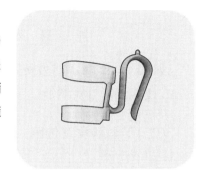

图 4-9 记忆杯架

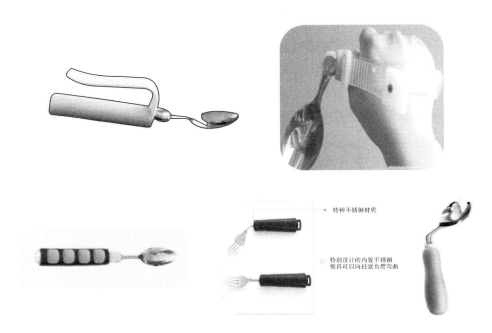

图 4‐10　掌套式餐具

防滑防撒碗(图 4‐11)带吸盘,可固定在桌面,不用手端或扶,不用担心碗掉地上或在桌面滑动。

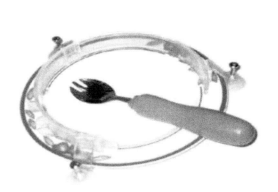

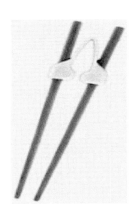

图 4‐11　防滑防撒碗　　　　　　　图 4‐12　回力筷

如图 4‐12 所示回力筷,不论是用左手还是右手,无论怎么握,筷子的前端总是自然对齐,且不会掉一根筷子。

(二)平衡膳食宣传画

养老机构食堂可以贴一些与营养相关的宣传画,比如中国居民平衡膳食宝塔(图 2‐1)、中国居民平衡膳食餐盘、地中海膳食金字塔等。

1.餐盘　中国居民平衡膳食餐盘(2022)如图 4-13 所示。该餐盘与 2011 年美国农业部推出的"我的餐盘"(My Plate)(图 4-14)类似。这两个"餐盘"相对于膳食宝塔或金字塔而言,更加简洁明了地标示出了每餐的食物配比:水果和蔬菜占一半,其中蔬菜量多于水果,谷薯类和蛋白质占一半,其中谷物多于蛋白质,再来一点奶。"餐盘"直观、明确、易懂,只要对着图看盘子里食物的比例就能大致判断吃的是否符合平衡膳食标准,使平衡膳食更容易操作。另外,还需要强调的几点是:①平衡膳食,享受食物,但是要少吃;②避免吃过量食物;③让盘子的一半是水果和蔬菜;④谷物中的一半是全麦的;⑤喝无脂或低脂牛奶;⑥选择低盐食物;⑦喝水而不要喝甜的饮料。

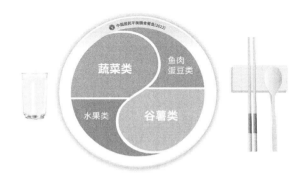

图 4-13　中国居民平衡膳食餐盘　　　　图 4-14　美国农业部之"我的餐盘"

2.食品安全五大要点　如图 4-15 所示,该宣传海报来源于世界卫生组织官网,已被翻译成 40 多种语言,作为世界卫生组织的食品卫生宣传画,在全球广泛传播。其宣传的核心内容是:①保持清洁。拿食品前要洗手,准备食品期间还要经常洗手;便后洗手;清洗和消毒用于准备食品的所有场所和设备;避免虫、鼠及其他动物进入厨房或接近食物。②生熟分开。生的肉、禽和海产品要与其他食物分开;处理生的食物要用专用的设备和用具,如刀具和切肉板;使用器皿储存食物以避免生熟食物互相接触。③做熟。食物要彻底做熟,尤其是肉、禽、蛋和海产品;汤、煲等食物要煮开以确保达到 70℃。肉类和禽类的汁水要变清,而不能是淡红色的。最好使用温度计;熟食再次加热要彻底。④在安全的温度下保存食物。熟食在室温下不得存放 2h 以上;所有熟食和易腐烂的食物应及时冷藏(最好在 5℃以下);熟食在食用前应保持滚烫的温度(60℃以上);即使在冰箱中也不能过久储存食物;冷冻食物不要在室温下化冻。⑤使用安全的水和原材料。使用安全的水或进行处理以保安全;挑选新鲜和有益健康的食物;选择经过安全加工的食品,如经过低热消毒的牛奶,水果和蔬菜要洗干净;不吃超过保鲜期的食物。

食品安全
五大要点

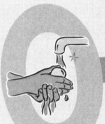

保持清洁

- 拿食品前要洗手，准备食品期间经常还要洗手。
- 便后洗手。
- 清洗和消毒用于准备食品的所有场所和设备。
- 避免虫、鼠及其它动物进入厨房和接近食物。

为什么？

多数微生物不会引起疾病，但泥土和水中以及动物和人身上常常可找到许多危险的微生物。手上、抹布和尤其是切肉板等用具上可携带这些微生物，稍经接触即可污染食物并造成食源性疾病。

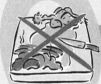

生熟分开

- 生的肉、禽和海产食品要与其它食物分开。
- 处理生的食物要有专用的设备和用具，例如刀具和切肉板。
- 使用器皿储存食物以避免生熟食物互相接触。

为什么？

生的食物，尤其是肉、禽和海产食品及其汁水，可含有危险的微生物，在准备和储存食物时可能会污染其它食物。

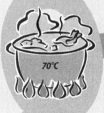

做熟

- 食物要彻底做熟，尤其是肉、禽、蛋和海产食品。
- 汤、煲等食物要煮开以确保达到70℃。肉类和禽类的汁水要变清，而不能是淡红色的。最好使用温度计。
- 熟食再次加热要彻底。

为什么？

适当烹调可杀死几乎所有危险的微生物。研究表明，烹调食物达到70℃的温度有助于确保安全食用。需要特别注意的食物包括肉馅、烤肉、大块的肉和整只禽类。

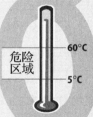

保持食物的安全温度

危险区域 60℃ / 5℃

- 熟食在室温下不得存放2小时以上。
- 所有熟食和易腐烂的食物应及时冷藏（最好在5℃以下）。
- 熟食在食用前应保持滚烫的温度（60℃以上）。
- 即使在冰箱中也不能过久储存食物。
- 冷冻食物不要在室温下化冻。

为什么？

如果在室温储存食品，微生物可迅速繁殖。把温度保持在5℃以下或60℃以上，可使微生物生长速度减慢或停止。有些危险的微生物在5℃以下仍能生长。

使用安全的水和原材料

- 使用安全的水或进行处理以保安全。
- 挑选新鲜和有益健康的食物。
- 选择经过安全加工的食品，例如经过低热消毒的牛奶。
- 水果和蔬菜要洗干净，尤其如果要生食。
- 不吃超过保鲜期的食物。

为什么？

原材料，包括水和冰，可被危险的微生物和化学品污染。受损和霉变的食物中可形成有毒化学物质。谨慎地选择原材料并采取简单的措施如清洗去皮，可减少危险。

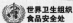
世界卫生组织
食品安全处

知识＝预防

图4-15　食品安全五大要点

3.饮食红橙黄绿白紫黑　人体需要从食物中获得各种各样的营养素,没有一种单一的食物可以提供人体每日所需的多样营养素。不同颜色的蔬菜水果营养价值不尽相同,均衡食用有助于食物间的营养素互补。图 4-16 包含 10 种新鲜蔬菜和红橙黄绿白紫黑七种颜色,重点在于宣传多吃新鲜蔬菜和提倡食物多样化,而且图片中食物清爽健康,色彩鲜艳明快,有利于调节餐厅气氛,提升老年人的用餐兴趣。

4.地中海膳食金字塔　地中海地区很多国家,如希腊、西班牙、法国、意大利等,其饮食结构不尽相同,但又存在很多共同特征,被认为是这些国家居民普遍人均寿命长、心血管病等慢性病发病率低的重要原因。研究还发现地中海膳食结构可减少抑郁症、糖尿病、帕金森病和阿尔茨海默病等

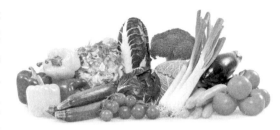

图 4-16　饮食红橙黄绿白紫黑

疾病的风险,被认为是一种很值得推广的健康的膳食结构。2010 年,地中海膳食被列入联合国教科文组织的非物质文化遗产目录。1993 年,哈佛大学公共卫生学院、世界卫生组织欧洲区域办事处和美国 Oldways 组织(一家非营利性食品与营养教育机构)在一研讨会上介绍地中海膳食,并首次用地中海膳食金字塔图来阐述。2008 年,第 15 届地中海膳食年会上重新修订了"地中海传统膳食金字塔",将食物结构合并为 4 层,越处于金字塔底部的,表示建议该类食物摄入量越大,新版金字塔还增加了草药和香料,具体如图 4-17 所示。

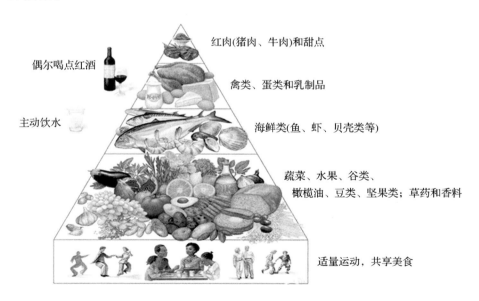

图 4-17　健康的地中海膳食金字塔

总的来说，地中海膳食结构主要具有以下特点：

（1）膳食富含植物性食物，包括蔬菜、水果、全谷类、薯类（如土豆）、豆类和坚果等。

（2）食物加工程度低，新鲜度高，以当地产的当季食物为主（含各种微量营养素和抗氧化物质）。

（3）橄榄油作为主要的食用油。

（4）脂肪供能不超过总能量的 25％～35％，饱和脂肪酸供能不超过总能量的 7％～8％。

（5）每日食用少量或适量的奶酪和酸奶（以低脂、去脂的为佳）。

（6）每周食用少量或中等量的鱼和禽肉（鱼类为佳）。

（7）以新鲜的水果作为典型的日常甜点，含有糖（常常是蜂蜜）和饱和脂肪酸的甜点每周只偶尔食用几次。

（8）每月只食用几次红肉（限制在 340～450g 以内，以精肉为佳）。

（9）规律的体育运动，以维持理想体重和健康幸福的良好状态。

（10）适量饮红酒，一般和正餐一起饮用。若对本人或他人有风险，则不饮用。

（11）与他人分享食物，享受美食带来的乐趣。

三、营养教育的内容

营养教育的内容可以各种各样，比如中国老年人膳食指南、中国老年人膳食宝塔、食品卫生、保健食品、疾病饮食（糖尿病、高血压、痛风、骨质疏松症等）、饮食误区等。每次可以设置一个主题，但老年人的问题并不会局限于该主题，因此授课老师应该对营养学知识有系统性的学习。由于其他内容各章节已有介绍，本章节主要以一些饮食误区和保健食品为例。

（一）饮食误区

饮食误区有很多，营养教育时应该选择与老年人相关的、在人群中流传最广泛的、老年人也很感兴趣的那些传言。以下内容为笔者曾经做过的一个社区营养教育展板，仅供参考。

1. 千金难买老来瘦，对吗？

超重和肥胖是很多疾病的危险因素，适当控制体重有利于健康。但老年人过分追求瘦，会导致"肌肉衰减综合征"，体内骨骼肌减少、肌力下降，这些与老年人走路不稳、骨质疏松、骨折都有关系，所以老年人不应盲目节食减肥。

2.喝骨头汤很补钙吗?

骨头里的钙以磷酸盐形式存在,很难溶于水(汤)中,就算加醋,汤中也只多那么一点点钙。牛奶是最好的补钙食品,1mL 的鲜奶差不多有 1mg 的钙。老年人每天需要钙1000mg,一袋 250mL 的牛奶就能补充 250mg 的钙了。

3.红枣、红糖、菠菜最补血吗?

缺铁性贫血是最常见的贫血,患者应该补铁。红枣、红糖和菠菜含的铁都不算多(每100g 含 2~3mg 铁),而且这些植物性食物中的是非血红素铁,吸收率只有 1%~10%。动物性食物含铁量丰富,而且含的是血红素铁,吸收率可高达 15%~35%,所以铁的最佳食物来源是动物性食物,如动物肝脏(每 100g 猪肝含铁将近 23mg)、红肉(每 100g 猪肉含铁 3mg)、动物血(每 100g 猪血含铁 9mg)等。

4.菠菜、豆腐不能一起吃吗?

传言:菠菜含大量草酸,豆腐含大量钙,草酸和钙结合形成不溶于水的草酸钙,不仅影响豆腐中钙的吸收,还容易得肾结石。

事实:豆腐中的钙和菠菜中的草酸在肠道结合,形成草酸钙随粪便排出,这样反而会减少草酸的吸收,降低结石形成的可能性。当然,可以在烹调前,先将菠菜用水焯一下去除草酸。

5.海鲜不能和水果一起吃吗?

如果水域被砷污染了,海鲜会含五价砷,遇到水果中的维生素 C 可能会被还原成三价砷(砒霜),有中毒危险。但前提是,水中的砷浓度高(那本身就不是安全食品了),还有一下子吃很多很多的海鲜(至少几十斤)和很多很多的水果。所以,平时吃的量一般是不会引起中毒的。不放心的话,可以每次少吃点海鲜,不要同时吃维生素 C 片剂,多吃点蔬菜和粗粮,让膳食纤维促进重金属的排出。

6.早上金苹果,中午银苹果,晚上烂苹果,对吗?

这种说法可能是因为中国人的早餐一般没有蔬菜和水果,加点水果营养会更均衡。晚餐习惯上比较丰盛,吃了很多,再吃水果,可能担心会发胖。但苹果本身,不管是早上吃、中午吃还是晚上吃,都还是苹果,它的营养价值并没有改变。最近,WHO 建议我们中国人,苹果最好削皮吃,因为担心有农药残留。

7.吃猪油有很多好处,对吗?

不同的油,有些呈固体(比如猪油),有些呈液体,是因为油中的脂肪酸种类不一样。吃猪油(饱和脂肪酸)会增加患心脑血管疾病的危险性,橄榄油(单不饱和脂肪酸)是健康的选择,但价格较贵,建议经常更换植物油(以不饱和脂肪酸为主),达到"油"方面的营养均衡。

8.南瓜能降血糖吗?

传言:多吃南瓜能降血糖,市场上确实也有很多"以南瓜为主要原料"的降糖保健食品。

事实:南瓜含不少糖,升高血糖的能力也比较强。因此,糖尿病患者进食南瓜后血糖只会是升高。当然,南瓜营养价值不错,以少量南瓜代替部分主食还是可以的。

9.蜂蜜有神奇的保健功效,如何合理食用蜂蜜?

蜂蜜富含多种微量元素,但量微乎其微,它的主要成分是果糖和葡萄糖,所以蜂蜜其实是典型的高热量、营养单一的食物,不宜多食用。

另外,蜂蜜可以润肠通便,但仅对部分果糖不耐受(即不能很好消化吸收果糖)的人有效。

10.男人不能喝豆浆吗?

传言:男人不能喝豆浆,因为豆浆含雌激素,男人喝了会乳房发育、不长胡子。

事实:豆浆中的大豆异黄酮确实是植物激素,但其含量和活性都较低,不太可能影响到男性性征;相反,流行病学研究发现适量喝豆浆有利于预防前列腺癌等疾病,有利于男性健康。

(二)保健食品

随着人们生活水平的提高和保健养生意识的增强,很多老年人,不管是觉得自己亚健康的,还是说已经生病的,平时都会习惯购买保健食品,觉得保健食品可以有病治病、无病防病。很多老年人甚至还会不顾经济条件花巨资购买,或者口服保健食品来代替药物,所以很有必要对老年人进行关于保健食品的营养教育。保健食品的教育可从以下几个方面进行:

1.保健食品的定义与特点

保健食品又称功能食品,是指具有特定保健功能或者以补充维生素、矿物质为目的的食品。保健食品适宜于特定人群食用,具有调节机体功能,不以治疗疾病为目的,并且对人体不产生任何急性、亚急性或者慢性危害的食品。从这个定义可以看出保健食品有几个特点:①保健食品属于食品。②保健食品必须有一定功效。③保健食品分为具有保健功能的保健食品和营养素补充剂。④保健食品只适用于特定人群。⑤保健食品与药品有严格区别,不是为了治病而设计。⑥保健食品很安全,长期食用对人体无害。

2.保健食品的功能

我国规定保健食品在申请注册的时候,要填报功能,而且只能在规定的保健功能中选择。卫生部发布的《保健食品检验与评价技术规范(2003年版)》规定的保健功能共27项,此后相关部门在此基础上不断调整完善,进一步加强保健食品保健功能声称管理,以堵塞保健食品功能声称被虚假宣传的漏洞,提升消费者对保健食品功能声称的科学认知和准确判定。

2022年,国家市场监督管理总局组织起草了《允许保健食品声称的保健功能目录非营养素补充剂(2022 年版)》(见表 4-8),取消了与现有保健功能定位不符的促进泌乳、改善生长发育、改善皮肤油分 3 项保健功能和卫生部已不再受理审批的抑制肿瘤、辅助抑制肿瘤、抗突变、延缓衰老 4 项保健功能,保留了 24 项保健功能,并对表述进行相应调整规范。通过科学定位保健食品功能,避免与药品疾病治疗作用相混淆,且在功能声称上表述更加科学严谨,通俗易懂,能被消费者科学认知,避免原有功能声称的绝对化表述,现已向社会公开征求意见,正在依法启动会签发布程序。

表 4-8 允许保健食品声称的保健功能目录 非营养素补充剂(2022 年版)

序号	保健功能名称
1	有助于增强免疫力
2	有助于抗氧化
3	辅助改善记忆
4	缓解视觉疲劳
5	清咽润喉
6	有助于改善睡眠
7	缓解体力疲劳
8	耐缺氧
9	有助于控制体内脂肪
10	有助于改善骨密度
11	改善缺铁性贫血
12	有助于改善痤疮
13	有助于改善黄褐斑
14	有助于改善皮肤水分状况
15	有助于调节肠道菌群
16	有助于消化
17	有助于润肠通便
18	辅助保护胃黏膜
19	有助于维持血脂(胆固醇/甘油三酯)健康水平
20	有助于维持血糖健康水平
21	有助于维持血压健康水平
22	对化学性肝损伤有辅助保护作用

续表

序号	保健功能名称
23	对电离辐射危害有辅助保护作用
24	有助于排铅

3.保健食品的原料

我国对保健食品的原料进行了规定,明确了哪些原料可用于保健食品、哪些原料既属于食品又属于药品(可用于保健食品)、哪些原料禁用于保健食品。如既是食品又是药品,也就是平时我们所说的药食同源的物品有山药、山楂、木瓜、桂圆、决明子、百合、阿胶、金银花、姜、枸杞子、胖大海、茯苓、菊花、黑芝麻、蜂蜜、薄荷、薏苡仁等。不能用作保健食品原料的有巴豆、水银、夹竹桃、朱砂、罂粟壳、红豆杉、河豚、洋地黄、砒霜、雄黄、雷公藤等。如果为了追求效果快而加入这些禁用物品是违规的。

4.保健食品的成分和适用人群

我国的保健食品按照成分可分为6类:①以维生素和矿物质为主要成分的营养型保健食品。营养素缺乏或者营养素需要量增加的老年人适用。②以天然的或珍贵的植物为原料来提取有效成分的保健食品,如从大豆、银杏叶等植物中提取功效成分。大部分老年人适用。③以名贵的中药或有药用价值的动植物为主要原料的补养型保健食品,如人参、鹿茸、灵芝、银杏、乌鸡、鳖等。大部分老年人适用。④从海洋生物中提取有效成分制成的保健品,如深海鱼油等,含有丰富的维生素 A、维生素 D、胡萝卜素、卵磷脂等营养物质。"三高"老年人群适用。⑤以动物初乳为原料制成的保健食品。动物初乳中含有优质蛋白和免疫蛋白,可提高机体免疫力。大部分老年人适用。⑥以膳食纤维为主的保健品。肥胖、高血压、糖尿病、高血脂等老年人适用。消瘦、胃炎、胃溃疡等老年人要慎用。

5.保健食品市场存在的问题

保健食品有一定的保健功效,对于慢性病的辅助治疗也有着药物不可比拟的独特优势。保健食品注重安全性,原料选用上大多强调选择药食同源的原料,在确保安全的前提下追求保健功效等。但目前,我国的保健食品市场上还存在着一些问题。

(1)添加违禁的药品。有些生产保健食品的企业为了口碑和销量,想办法让消费者使用产品后见效快,不按批准的产品配方来生产,而是偷偷地添加违禁药品,尤其是调节血糖、血脂和减肥类的保健食品。所以那些见效快的保健食品,大家反而要想想为什么它的作用这么好,是不是里面加了药物。比如以前发现一些减肥类保健食品里加了减肥药,而这些减肥药有很多的副作用,包括可能会导致心脏病、精神异常,这些药物有些还是国家已经明确禁止生产和使用的。还有些调节血糖的保健食品里面加了降糖药,但这些降糖药并不适合所有的老年人;另外就是血糖波动大,容易干扰医生的治疗,也会加速糖尿病并发症的发生和发展。

(2)夸大宣传。有些生产保健食品的企业夸大宣传,比如只有"调节血脂"这个功能的保健食品,会夸大宣传成具有"治疗心脑血管疾病"的功能。还有些企业针对消费者的心理,会夸大宣传传统药物的副作用,强调保健食品的无毒无害特点,甚至宣称服用保健食品后可以告别药物,比如声称"不吃降压药、告别高血压",很容易对老年人产生误导,造成病情延误和多脏器功能损害。

(3)研究不成熟。有些保健食品的功效成分目前研究还不是十分成熟,或者研究发现它有弊也有利,但不排除有些开发企业为了抢先占有市场,故意夸大它的功能,忽略它的潜在有害性,抢先上市。

6.小结

虽然保健食品有一定的保健功能,但是老年人生了病还是应该在医生的指导下服用药物,绝不能以保健食品来代替正规的药物治疗。保健食品不是药品,没有治疗疾病的作用,其具有的功能也是有限的,老年人不应该偏听偏信,太迷信广告而花巨资购买保健食品。在购买的时候,也要注意看标签上有无批准文号的"小蓝帽"标志(图4-18),同时要注意看说明书上的适用人群和推荐剂量。

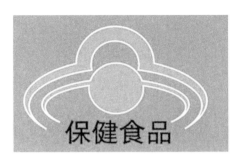

图 4-18　保健食品标志"小蓝帽"

 知识链接 11

保健食品消费提示

1.保健食品是食品的特殊种类,不能代替药品,不能宣传疾病治疗、预防作用。广大消费者,特别是中老年人,切勿听信将保健食品比成灵丹妙药的虚假夸大宣传。

2.保健食品不含全面的营养素,不能代替其他食品,要坚持正常饮食。

3.要通过正规的渠道购买保健食品,索要正规的销售凭证,切忌通过非法的传销和会议销售等途径购买保健食品。

4.选购保健食品要认准产品包装上的保健食品标志(小蓝帽)及保健食品批准文号,依据其功能有针对性地选择,并按标签说明书的要求食用,切忌盲目使用。相关产品信息可在国家市场监督管理总局网站查询。

5.选购保健食品要检查保健食品包装上是否注明生产企业名称及其生产许可证号。生产许可证号可到企业所在地省级市场监管部门网站查询。

6.遇有虚假宣传产品具有疾病治疗、预防功能的食品和保健食品的,可拨打12331、12315电话投诉举报。

（吴育红）

参考文献

［1］中国营养学会.中国居民膳食营养素参考摄入量（2013 版）［M］.北京：科学出版社，2014.

［2］杨月欣，王光亚，潘兴昌.中国食物成分表：第 1 册［M］.2 版.北京：北京大学医学出版社，2009.

［3］孙长颢，凌文华，黄国为，等.营养与食品卫生学［M］.7 版.北京：人民卫生出版社，2012.

［4］中国营养学会.中国居民膳食指南（2022）.北京：人民卫生出版社，2022.

［5］中国营养学会.中国居民膳食指南（2016）.北京：人民卫生出版社，2016.

［6］中国营养学会.中国居民膳食指南（2007）.拉萨：西藏人民出版社，2008.

［7］张爱珍.临床营养学［M］.3 版.北京：人民卫生出版社，2012.

［8］李勇.营养与食品卫生学［M］.北京：北京大学医学出版社，2005.

［9］中国营养学会（老年营养分会）.中国老年人膳食指南（2010）［M］.济南：山东美术出版社，2010.

［10］郭红卫.医学营养学［M］.2 版.上海：复旦大学出版社，2009.

［11］王镜岩，朱圣庚，徐长法.生物化学［M］.3 版.北京：高等教育出版社，2002.

［12］葛可佑.中国营养师培训教材［M］.北京：人民卫生出版社，2007.

［13］葛可佑.公共营养师（基础知识）［M］.北京：中国劳动社会保障出版社，2007.

［14］徐任生.天然产物化学［M］.2 版.北京：科学出版社，2004.

［15］葛均波，徐永健.内科学［M］.8 版.北京：人民卫生出版社，2013.

［16］陈灏珠.实用内科学［M］.12 版.北京：人民卫生出版社，2005.

［17］Bowman B A，Russell R M.现代营养学［M］.9 版.荫士安，汪之顼，王茵，等译.北京：人民卫生出版社，2008.

［18］Belitz H D，Grosch W，Schieberle P.食品化学［M］.3 版.石阶平，霍军生，译.北京：中国农业大学出版社，2008.

［19］张爱珍，吴育红.临床营养护理［M］.杭州：浙江大学出版社，2013.

［20］刘忠厚.骨质疏松症［M］.北京：科学出版社，1998.

[21]孙秀发.临床营养学[M].2版.北京:科学出版社,2009.

[22]姜安丽.新编护理学基础[M].2版.北京:人民卫生出版社,2013.

[23]蔡威,邵玉芬.现代营养学[M].上海:复旦大学出版社,2010.

[24]顾景范.现代临床营养学[M].2版.北京:科学出版社,2009.

[25]葛可佑.中国营养科学全书[M].北京:人民卫生出版社,2004.

[26]孙孟里,李百花,于康,等.临床营养学[M].北京:北京大学医学出版社,2003.

[27]柳启沛,郭俊生.营养指导师[M].北京:中国劳动社会保障出版社,2006.

[28]薛建平,盛玮.食物营养与健康[M].2版.合肥:中国科学技术大学出版社,2009.

[29]蔡美琴.医学营养学[M].2版.上海:上海科学技术出版社,2007.

[30]厉曙光.营养与食品卫生学[M].上海:复旦大学出版社,2012.

[31]何志谦.人类营养学[M].3版.北京:人民卫生出版社,2008.

[32]杨月欣.实用食物营养成分分析方法手册[M].北京:中国轻工业出版社,2002.

[33]蒋卓勤,杨月欣,周韫珍,等.城市轻体力劳动成年人能量需要量的探讨[J].营养学报,2001,23(4):354—357.

[34]赵之德.那些年我们一起追过的饮食误区[EB/OL].[2015-05-03].http://www.360doc.com/content/14/11/2418176_376888976.shtml.

[35]中华人民共和国民政部.老年人社会福利机构基本规范[S].2001.

[36]杭州市民政局.杭州市社区(村)居家养老服务标准(试行)[S].2011.

[37]北京市人民政府.北京市养老服务机构管理办法[S].2000.

[38]上海市人民政府.上海市养老机构条例[S].2014.

[39]上海市人民政府.上海市养老机构管理办法[S].2010.

[40]莫宝庆,孙建琴,黄承钰,等.老年人营养供餐规范建议[C]//老年营养研究进展与老年营养供餐规范研讨会暨糖尿病肾病医学营养治疗进展学习班资料汇编.2011.

[41]中华人民共和国卫生部.餐饮业和集体用餐配送单位卫生规范[S].2005.

[42]中华人民共和国食品安全法[S].2015.

[43]孙燕,石远凯.临床肿瘤内科手册[M].5版.北京:人民卫生出版社,2007.

[44]Foster-Powell K,Holt S H,Brand-Miller J C. International table of glycemic index and glycemic load values [J]. Am J Clin Nutri,2002,76(1):5-56.

[45]Anderson J W,Baird P,Davis Jr R H,et al. Health benefits of dietary fiber[J]. Nutr Rev,2009,67(4):188-205.

[46]Joanne S,David R,Jacobs Jr. Dietary fiber:all fibers are not alike[M]//Nutrition guide for physicians. New York:Humana Press,2010.

[47]Lavin J L. Dietary fiber and body weight[J]. Nutrition,2005,21(3):411-418.

[48]World Health Organization,Food and Agriculture Organization of the United

Nations. Carbohydrates in human nutrition[J]. FAO Food Nutrition Paper,1998,66：1-140.

[49]Shils M E,Shike M,Ross A C,et al. Modern nutrition in health and disease[M]. 10th ed. Philadelphia：Lippincott Williams & Wilkins,2005.

[50]Wardlaw G M,Hampl J S. Perspectives in nutrition[M]. 7th ed. New York：Mc Graw Hill Higher Education,2007.

[51]Sizer F,Whitney E. Nutrition concepts and controversies[M]. 12th ed. Boston：Brooks Cole,2011.

[52]Tai V,Leung W,Grey A,et al. Calcium intake and bone mineral density：systematic review and meta-analysis[J]. BMJ,2015,351：h4183.

[53]Bolland M J,Leung W,Tai V,et al. Calcium intake and risk of fracture：systematic review[J]. BMJ,2015,351：h4580.

[54]Michaëlsson K. Calcium supplements do not prevent fractures[J]. BMJ,2015,351：h4825.

[55]Reid I R,Bolland M J,Grey A. Effects of vitamin D supplements on bone mineral density：a systematic review and meta-analysis[J]. Lancet,2014,383(9912)：146-155.

[56]世界卫生组织. 食品安全五大要点：海报[EB/OL]. [2016-02-28]. http://www. who. int/foodsafety/areas_work/food-hygiene/5keys-poster/zh/.

[57]United States Department of Agriculture. My plate[EB/OL]. [2016-02-28]. http://www. choosemyplate. gov/MyPlate.

[58]Oldways. Mediterranean diet pyramid[EB/OL]. [2016-02-28]. http://oldwayspt. org/resources/heritage-pyramids/mediterranean-pyramid/overview.

图书在版编目（CIP）数据

老年人营养与膳食 / 吴育红编著. —杭州：浙江
大学出版社，2016.6（2024.1重印）
　ISBN 978-7-308-15901-2

　Ⅰ.①老… Ⅱ.①吴… Ⅲ.①老年人—营养卫生—高
等学校—教材 ②老年人—膳食营养—高等学校—教材
Ⅳ.①R153.3

　中国版本图书馆 CIP 数据核字（2016）第 116937 号

老年人营养与膳食

吴育红　编著

策划编辑	阮海潮
责任编辑	阮海潮（ruanhc@zju.edu.cn）
责任校对	潘晶晶
封面设计	续设计
出版发行	浙江大学出版社
	（杭州市天目山路 148 号　邮政编码 310007）
	（网址：http://www.zjupress.com）
排　　版	杭州青翊图文设计有限公司
印　　刷	杭州杭新印务有限公司
开　　本	787mm×1092mm　1/16
印　　张	12.75
字　　数	266 千
版 印 次	2016 年 6 月第 1 版　2024 年 1 月第 9 次印刷
书　　号	ISBN 978-7-308-15901-2
定　　价	35.00 元